用椅子就能做

也可以做伸展

抱膝臀外放鬆法

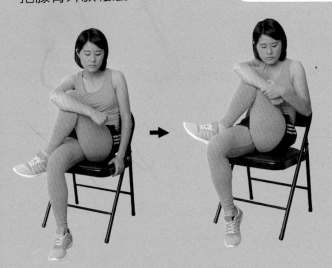

左膝彎曲抬起靠近身體，雙手環抱左腳，將左膝往右肩處拉抱緊，大腿越接近身體
效果越好，左膝與右肩成一斜線。若手力氣不夠，可請外力幫忙向右肩推。

後挺上背壓放鬆法

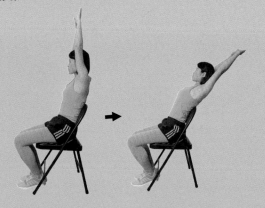

找一個有椅背的椅子坐下。請留意椅背必須穩定
不會偏移，且椅背上緣大概接觸到肩胛骨的下緣。
雙手伸直於頭頂，掌心朝天花板，骨盆坐正，肩
胛骨要一直靠在椅背上。
雙手帶著身體向「後上方」延伸，在鎖緊處停留
兩秒後放鬆。

大腿後肌鬆腰法

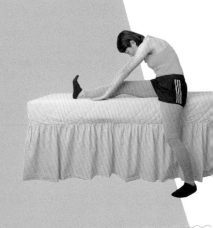

「單腳」膝蓋盡量打直、肩頸放鬆。
軀幹從直立到最遠處後，在鎖緊處停
後放鬆。
不需要回復到直立後，再做第二次。

下背部外臀舒展法

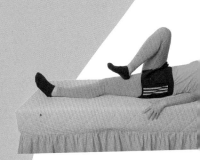

仰躺在床上，右手扶住床沿，右膝
再放鬆。

展

彎膝抒腰鬆髖法

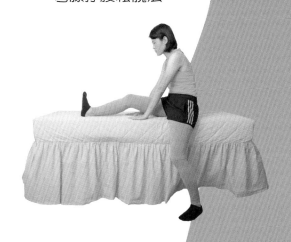

兩側上身旋轉法

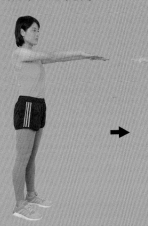

留兩秒

單腳勾腳、彎膝（大腿、小腿之間的夾角約成三十度），避免上半身太緊繃，肩頸請放鬆。
上半身從直立到最遠鎖緊處，在鎖緊處停兩秒後再回原位。一定要回到直立之後，再做第二次。

雙手平舉於胸前，雙腳打開與肩同寬，雙雙手同時向左後方平移延伸，「雙手引導然後停留兩秒。
左旋到底時，要伸展到左邊肩胛骨有壓迫肩胛骨的感受越明顯。

大腿內側緊繃釋放法

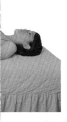

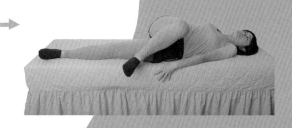

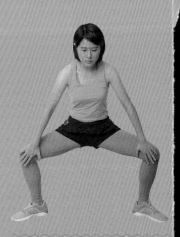

把轉向左側，左腳留在原位。左手扣住左膝向下壓，到鎖緊處停留兩秒

雙腳張開，將手抵住雙膝到有緊繃在鎖緊處向外延伸兩秒後放鬆。

肩頸向前舒展法

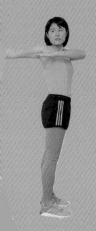

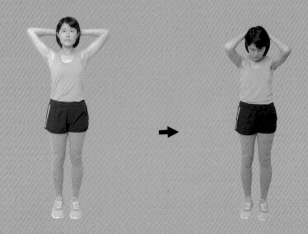

卿尖朝前。
〔身體〕盡量伸展到極限位置，

感的程度，通常角度越大，左

雙手交握於腦後，肩頸都完全放鬆。
雙手將頭往頭頂的斜前方延伸，感覺到後頸部肌肉被延展開
的感覺，甚至連背部上緣都可能有感覺。

肩頸兩側舒展法

膏肓夾背舒展法

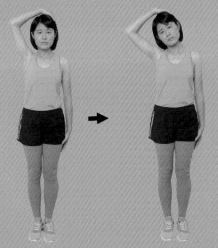

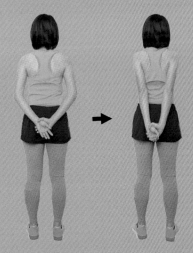

感的位置。

肩頸放鬆，把右手扶住左側頭部耳朵上方處，以
拋物線路線向右肩方向延伸，感覺到左邊肩頸深
處肌肉、筋膜被伸展開來。

雙手緊握，雙肘靠近在背後。
「肩胛」用力向脊椎中線夾緊，在鎖緊處
停留兩秒後放鬆

打造
不受傷的
身體

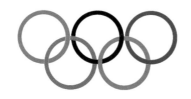

黃益亮/著

1988 年從美國紐約康乃爾大學「Hospital for Special Surgery」進修回國，就從事運動醫學的臨床工作，也大概是那個時候，認識了取得美國運動防護師總會，運動防護員執照的黃益亮先生。他經常轉介受傷的運動員來醫院診治，我們也把術後的運動傷害病患轉介給他做進一步的康復工作。

當黃益亮先生希望我能為他寫的書「打造不受傷的身體」作序，讓我有機會將這幾年來的臨床工作快速做個回顧。物理治療師一直是骨科醫師的最佳夥伴，一個成功的骨科手術如能搭配專業的物理治療，一定可以保證最好的治療效果。就如一位物理治療學系的碩士生，用人工膝關節置換病人，作 PNF (Proprioceptive Neuromuscular Facilitation) 復健訓練，他的研究成果成了目前骨科手術的術後復健常規，也造就了病人的滿意度。

當我拜讀了黃益亮先生的手稿，就被他流暢文筆、淺顯易懂、圖文並茂的內容所吸引，文中所介紹的十招不受傷伸展術，的確也都依循物理治療的基本原理，按圖操練就能得到舒展筋骨的效果。黃先生說出書並不是為了「治療」，而是介紹給大家一個不易受傷的伸展操，來確保大家都能享受健康的體能活動，從運動傷害防護的觀點看，預防勝於治療，茲介紹這本好書給注重健康的你做參考。

江清泉

台大醫學院骨科教授

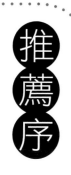

益亮兄即將出書，真是驚喜，驚的是他的毅力有恆，喜的是他如願以償完成自己的心願。臨床上運動傷害，總有説不完的相關案例，於醫院門診時常發現，喜歡運動且持續運動的人很多，但真正懂得正確運動方法卻少，因不適當運動方法造成傷害的病人更多，而懂得傷後正確拉筋治療的更少。因此，益亮兄當時即立志將為喜歡運動和想要運動的民眾出版一本有關運動傷害預防及治療的書。今書己完成找我寫序，義不容辭。

幾十年來三軍總醫院骨科門診，常會遇到運動傷害的病人，傷害大多發生於上、下肢與脊椎。起始只是些微的不適與疼痛，但若病人不注意、疏忽就很容易造成嚴重後果。

從頭至腳，這本書將最易產生運動傷害的部位，益亮兄以簡單易懂的圖文，不似醫療專業生澀難懂的言辭，闡述正確拉筋方法讓人容易學習，對運動傷害能迅速了解及防護，讓從事運動者能運動得健康愉快。

林柳池

三軍總醫院骨科部主任

3

是健康的身心基礎
如何適當並正確的伸展身體

非常榮幸受邀為黃益亮先生發表的新書「打造不受傷的身體」寫推薦序。認識益亮先生應該接近30年了。當時是在中華成棒隊擔任教練的時代。起初引起我注意的是他的一口香港腔調的國語，後來更吸引我的是他在運動防護領域的專業知識。在那個年代，運動傷害防護剛在台灣起步，中華成棒代表隊非常幸運的能有益亮兄的加入，他憑著專業上的能力及現場上的豐富經驗，使得隊員們在球場上出現狀況時皆能有最適當的處置。除此之外，他也以老大哥的角色，有耐心的與球員們互動。1992年巴塞隆納奧運會中華隊能獲得銀牌的殊榮，益亮兄絕對是其背後的功勞者。

後來，他為了推動運動傷害防護的觀念及想為更多人服務，創立了個人工作室。這個創新的作法，也為這個領域的後輩們開創了一條新的就業管道。

在本書中，從學理到實踐深入淺出的說明伸展對身體活動的影響。告訴我們應如何的運動、保養並適當正確的伸展身體，讓我們擁有良好的生活品質。閱讀之後，我也身體力行嘗試了幾次，確實有很好的效果。因此我非常樂意的推薦本書，希望人手一本。並能在閱讀之後，試著伸展身體，相信一定可以讓您擁有健康有活力的身心。

林華韋

國立臺灣體育學院校長 &1992 中華隊 總教練

　　益亮兄在中華職棒擔任醫務組組長時對我總是不遺餘力的照顧，尤其是在發現手肘關節傷害變嚴重時，除了安排至全國各大醫院給著名專科醫師檢查之外，而在最後能至美國洛杉磯給道奇隊隊醫喬伯醫師處檢查及進行 Tommy John 肘關節韌帶手術重建，也有賴於益亮兄的聯絡、安排、溝通及陪伴才能成行。更重要的是若沒有他的專業技術與知識指導、引領、與輔導，我很難在這麼短的時間內完全康復並再次站上投手丘，益亮兄可以説是讓我棒球事業重生的恩人。

　　要照顧好一項運動的頂尖選手需要有專業的知識、技術、及臨床經驗，益亮兄是我國運動防護專業的先驅者，他在這方面無人能比。他把自己的專業知識與技術歸納出的這套伸展方法，給一般民眾使用必然是遊刃有餘，就算是業餘或職業的選手也會獲益非淺，因此我衷心的推薦本書給每一個人。

黃平洋（金臂人）

台灣著名棒球投手

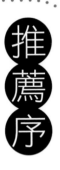

推薦序

伸展可以讓你延年益壽

很高興可以看到這本非常專業的書籍出版，益亮是很資深的運動傷害防護師與治療師，他很早就拿到在美國非常難考的運動防護員證照並處理過很多起的運動傷害事件。我想不管在美國擔任防護員或是在台灣的運動聯盟擔任醫護處長期間，都讓他累積了十分深厚的臨床經驗。若由他來寫有關運動保健的書是再適合不過了。

其實不只是美國，道家也很注重拉筋，常講說只要筋長一寸就可以延壽十年，拉筋是非常重要的養生法，在我自己推動的愛笑運動中，不管是從印度傳來的笑瑜伽、笑笑功都很強調伸展的重要。益亮兄更告訴我們一個觀念，正確的伸展不僅能預防運動的急性傷害也能當做運動後的復健甚至能作為一般人的保健之道。

這本書提供了相當多的案例分析幫助讀者們了解每個動作的重要性，並且與大家分享從任督、胸部再到背部的獨家伸展法。這本書籍，來提供大家除了可以預防運動傷害之外還能作為平常的醫療保健，望大家善用這本書能讓您益壽延年。

黃貴帥

三軍總醫院婦產部主治醫師

　　很多人在問我為何走進運動防護的領域，記得大概是因為在年輕時喜歡運動，而在高中時更迷上了體操運動，但沒有真正的體操因子的我常常受傷，而無論是急性或慢性的傷害都只會去國術館、跌打損傷處推拿，受傷的關節除了不能完全痊癒之外更會變得異常的粗壯。在美國唸大學參加足球及跳水校隊訓練及比賽時，就因為受傷後在防護室待久了，對運動防護也慢慢有了初步的了解，而為了更了解傷害的發生原因及國外處理傷害的方法與觀念，我開始選修運動防護的課程。

　　在大學畢業後為了取得更多的臨床經驗，我轉入了加州州立理工大學 Pomona 分校的研究所就讀，除了擔任美式足球、體操、籃球、足球及排球的專責運動防護師之外，更兼任了女子體操隊的助理教練。雖然當時在眾多的白面孔中是最弱勢的一位，但本著不放棄、不屈服的精神去面對問題，努力學習、勇敢發問，最終還是得到指導老師的認同，不止能夠完成實習，更順利成為第一位華裔的美國運動防護師總會 (NATA) 的註冊運動防護師。

　　想起在加州州立理工大學實習的甜與

苦的日子也有不少的感慨，在初到防護室報到的第一天便有被歧視的感覺，大學的隊醫來檢查選手時，在圍觀的實習防護員裡，我是最外圍的一個，但我了解，要進步沒有氣憤的空間與時間，唯一要做的就是以勤補拙，以實際行動來表現我的能力，很高興的是終於得到指導老師的賞識，而能在三個月內躍升為首席實習防護員。

信心其實是初擔大任的防護員的最大障礙，在經過老師的推薦，我擔任了大學附近的高中美式足球隊的主任運動防護員，在第一場比賽中開賽不到 30 秒便面臨四分衛胸口被撞倒地不起，必須在兩萬觀眾前作出呼叫救護車送醫的決定之狀況，幸好得到總教練：「你是專業的運動防護師，我相信，也支持您的決定。」的一句話，讓我的信心大增。雖然到後來證明該四分衛的胸部傷勢確認是無大礙的，但因為我相信我所擁有的知識與經驗，所以我很驕傲的說我那天晚上所作的決定是完全正確無誤的，更重要的是這名四分衛的胸部傷勢後來確認是無礙的。

一直以來伸展都被認為是只在傷害的預防中使用，但事實上伸展可作為治療與復健的利器原因是在傷處的肌肉在受傷後會出現反應性的緊繃及（或）縮短，曾有受過撕裂傷的部位之緊繃及（或）縮短的情況會更明顯，若受傷的部位在復原後沒有進行調整性之伸展，如再有重覆受傷的情形出現，緊繃及縮短情況會持續而形成肢體不平衡的狀況，身體之對等肢體或部位會以代償情形負荷而出現其他傷害情況。

伸展運動能增加柔軟度、增加靈敏性、改善體態、增強肌肉的彈性、增強整體及局部的血液循環、降低肌肉之緊張度、及增加關節的活動範圍等。但伸展事實上是一種消除身體壓力的工具，尤其是在脊椎部分，每天有系統的伸展能減輕脊椎神經的壓力，除了能維持身體的健康之外，更能增強身體日常活動的效率及耐力，從而改善生活的質量。有一句諺語如此云：「一天一蘋果，醫生遠離我。」其實可改為：「一天伸（展）一次，醫生遠離我。」應該也適用罷。

　　謹以本書獻給為守護我們的家默默付出青春及血淚、及與我打拼事業的內人黃薇芳，因為有您的推動使本書有了一個好的開始，在寫書的過程中有您的鼓勵、支持、協助及包容才能有這本書的誕生。

黃益亮

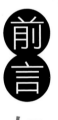

前言

如何打造不受傷的身體

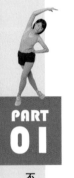
只要是人，都會受傷！「痛」難過又難治，亡羊補牢不如打造「不受傷的身體」。

近幾年關心「治痛」的人越來越多，坊間相關書籍也如雨後春筍般上市，「疼痛」不只在台灣，甚至在歐美等國家都已成為全民公敵。歸納其原因，主要有幾個：

第一，久坐族：上班族久坐時間拉長，腰痛、下背痛更多；

第二，運動族：運動人口快速成長，但傷害防護知識不足，「痠」痛有、「傷」痛也有；

第三，老化族：人口結構逐漸老化（台灣的比例尤甚），老年人的「病」痛、「傷」痛本來就多。

只要是人，都會疼痛，也都會受傷！

為了減少疼痛帶給我們的困擾，不論醫師、病友都做了很多努力，但是往往難以斷根，讓整個社會付出很大的成本、浪費太多金錢與精神，這是因為很多種「疼痛」本身就是不容易根治的。所以本書才想從「運動傷害防護」的觀點，也就是我個人的專業領域，來提供治本之道。

本書想談的重點並不是「治痛」，更不是「治療」或「復健」，因為那是醫師、

10

物理治療師、復健科的專業；本書想談的是，你該如何運動、保
養、行走坐臥，才能擁有一個「不容易且幾乎不可能受傷」的身
體，最後因為擁有這些正確觀念，而讓你一輩子都能自在的從事
各種體能活動到臨終。

　　現代人的生活品質已經大幅提升，我們不必再像幾十年前、
幾百年前的人一樣，接近中、老年就邁入形枯骨立、臥床失能的
窘境，從這點看來，現代人真的非常幸運！儘管景氣不好、大環
境紛擾並非一時可以改變，但至少我們每個人都一定有能力，花
非常少、非常零碎的時間，運用正確的知識，來讓自己隨時更健
康、更有活力、更快樂！這就是本書想分享給大家的。希望你也
能享受我們提供的不受傷伸展術跟保健法，祝你自在、愉悅到生
命的最後一刻！

PART 01

不受傷伸展術 可防護運動傷害

PART 02
打通伸展的任督二脈 髖 關 節

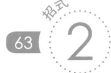

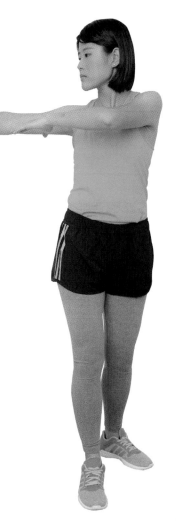

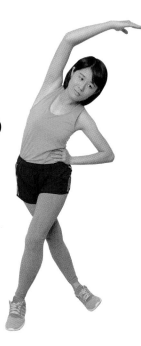

PART 03

腰、腹 決定全身柔軟度的第二關鍵

PART 04

背部 關於脊椎側彎、胸悶、駝背等的疑難雜症

招式 7　兩側上身旋轉法

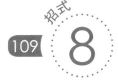

招式 8　後挺上背壓放鬆法

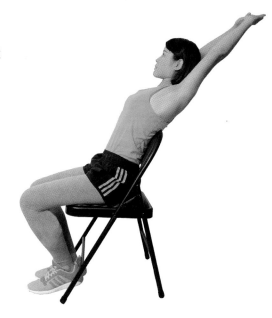

PART 05

肩頸伸展法

招式 9　肩頸向前舒展法

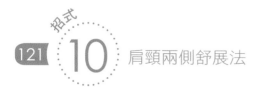

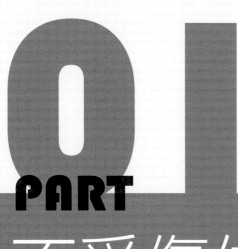

PART

不受傷伸展術

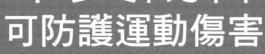

可防護運動傷害

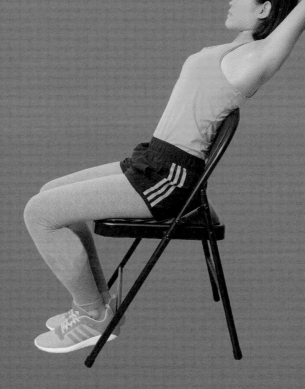

「不受傷伸展術」優質的祕訣 騙肌肉

雖然不能完全避免，但本書的宗旨是讓一般人都能夠了解，所以除了在使用方法上就力求簡化及用一般語言描述之外，更盡量避免使用太多的專業術語。但在認識伸展法之前，我還是得向讀者解釋「不受傷伸展術」之所以可以同時做到更安全、無痛、更省時、效果更好的原理是什麼，那就是用更技巧性的方式，來避開「牽張反射」，並藉此來解除它。

突破「牽張反射」是關鍵

所謂「牽張反射」，簡單地說就是伸展的瓶頸點，不論使用哪一種伸展法，當你做到極限時，那種「緊繃、受限、無法繼續」的反應，就是「牽張反射」。

它本身是種天然的保護機制，是身體反應出一個訊息，提醒你「再繼續伸展」就很可能受傷，所以身體自動阻擋你繼續做下去。但是，這只是一種保護機制而已，並不代表繼續做下去就一定會受傷。

再說得清楚一點，請回想你伸展的經驗，在某一位置停留時，一開始感覺比較緊繃、疼痛，後來就會逐漸放鬆，也不那麼痛了，這個緊繃跟放鬆的分界點，就是突破了「牽張反射」。

不論哪種伸展法，目的都是要把肌腱、肌肉伸展得更長，所以都會經過牽張反射這個瓶頸點，但如果使用原始的方法，停留在原處一段時間，會感覺相當疼痛，一定要「忍痛」才能繼續伸展，那麼就會降低伸展的意願跟樂趣。

所以本書使用的方法，跟傳統的靜態拉筋相反，我不要你忍痛，反而避開最緊繃的瓶頸點後回到原位，並再做一次，這樣前一次的牽張反射就會自然解除，然後第二次的緊繃點又更深；但我依然不要你繼續忍痛，請回復到原位後再做下一次……這樣連續做十次之後，不但不會感覺到痛，而且在不知不覺之間，有九個緊繃點已經被解除了，一個比一個遠，你就已伸展到很深的肌肉群了。

這個方法除了無痛之外，也更安全，跟傳統的靜態伸展相比，造成的傷害更小，幾乎不會有後遺症，相關細節請繼續看下去。

專家小辭典

牽張反射

剛伸展時，肌肉會開始出現所謂「原始反應階段」的緊繃動作，以我的招式一（P59）為例，當我們做單腿的伸展，將上半身向腳尖方向伸展時，一開始會感到肌肉慢慢進入緊繃但未鎖緊，這還是處於「原始反應」階段。

接下來，若伸展繼續進行的話，就會進入「鎖緊階段」，也就是當你伸展到極限，感覺緊繃、疼痛的點，就是鎖緊了，而此時就引發了「牽張反射」作用。

牽張反射是一種天然保護作用，目的是為了提醒你，肌肉已經緊繃到極限，應該停止。但它只是一種保護機制，不是說解除了之後再延展就會受傷，它其實是安全的。

拉筋不是在拔河！「騙肌肉」安全又有效

　　大家都有到醫院、診所打針的經驗吧？！「打針」的時候肯定會痛，為了減輕疼痛，有的護士小姐要你「深呼吸」，有些更高明的護士會跟你聊天，趁你不注意時就把針扎下去了。這種轉移注意力、聲東擊西的做法就有點類似「不受傷伸展術」的原理；我一樣讓你挑戰伸展的極限，但你在感覺到痛之前，效果已經完成了，這就是我稱為「騙肌肉」的技巧。

　　先看看目前大家最常用的伸展法是「靜態伸展」，它指的是在單一位置停留數十秒至數分鐘，這種伸展法稱為「靜態伸展」。根據研究，靜態伸展約在二十秒後會突破牽張反射的瓶頸點，讓肌肉開始伸展放鬆；而「不受傷伸展術」也花你二十秒，但不僅不痛且效果更好。

　　除此之外，更重要的重點是「安全性」！不受傷伸展術比較安全的關鍵，是它「不硬拉」。伸展或拉筋畢竟不是在拔河，拔河時繩子被拉斷了，換一條繩子就好，但肌肉一旦被拉斷了，留在你的身體裡就會有後遺症。

　　是的！肌肉很強壯，但也有被拉斷的可能性。在伸展時，如果採用這種拔河的方式，也可能形成微小的肌肉撕裂傷，久而久之就可能形成慢性傷害或動作障礙，所以靜態伸展雖然已經是大眾所知道的伸展法中，算很安全的一種，但從我的經驗看來，還有更優質的方法。

　　不受傷伸展術不是用「拔河」的模式在伸展，而是「運作」的組織，在這個「運作」的一進一退之間完成伸展，且多次解除牽張反射。所以同樣花二十秒做靜態伸展，只是剛剛脫離最痛的瓶頸點而已，但使用「不受傷伸展術」的話，同樣在二十秒之後，

你已經無痛伸展到深層肌肉群，而且幾乎沒有機會形成小撕裂傷。你説，是不是更省時、安全且有效率呢！？

各種伸展法的比較

　　動態式伸展法、彈震式伸展、綜合主動動力式伸展、靜態伸展……而光是靜態伸展就又分成主動式靜態伸展、被動式靜態伸展，以及ＰＮＦ，琳瑯滿目的伸展方式，到底哪一種才適合你？或者，正確的説，哪一種伸展方式才能讓你保有不受傷的身體呢？

各種伸展法的優缺點與安全性

動態伸展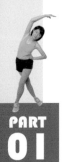

定義 在短時間內「平穩擺動或移動」的動作，來伸展肌肉，利用動態動作來改善關節的活動範圍。力量及幅度都會比較大，讓肌肉能強烈收縮。

動態伸展主要是為特定的專項運動而設計，所以內容會有不同，像是跳遠者會做踢腿、短跑員做高抬腿、足球員做跨步行……等等。

傳統上，多把動態伸展放在靜態之前，當成一種熱身，所以很多爆發性運動，如跆拳道、武術、空手道等選手都會先做「抬腿輕踢」，然後逐漸增加抬腿高度，直到他們期望的高度，所以這也是為後續的主訓練先預練肌肉的強力收縮，以防主訓練太激烈而受傷。

優點 有助於提升專項運動的表現，節省時間，且容易針對身體弱點、缺點做調整。

缺點 技巧性較高，若對專項運動的動作不夠熟，很容易受傷。

1 ▶ 彈震式伸展

利用「快速的彈壓及抖動」所產生的力量，來強迫肌肉延展、超越原來的長度。這是一種過時、危險的伸展操。

缺點 如果在肌肉已經引發「牽張反射」鎖緊的位置進行彈震

式伸展，危險性更高，執行者易將彈震造成的小撕裂傷，誤以為正在放鬆，而持續累積慢性傷害。

2 ▸ 綜合主動動力式伸展

利用「平穩而有控制」的動作來增加關節的活動範圍，它是一種介於動態和靜態之間的伸展運動。

這種伸展法是先從開始動作到「牽張反射」的緊繃位置停住，然後在鎖緊處維持三拍（約兩秒），然後放鬆肌肉。此時不要停止，要連續再重複第二次相同的動作，此時牽張反射已經無法再啟動了，肌肉也就不必受限於「鎖緊」的阻礙，可被拉得比第一次長。

在連續做十次這種三拍子的伸展之後，基本上就可把肌肉伸展到其極限。如果能在第十次把肌肉伸展到極限後，多維持四十至一百二十秒，也就是學理上所謂的「伸展維持階段」（Stretch Sustaining Phase - SSP），效果就會達到最佳化。

靜態
伸展

定義 把肌肉慢慢拉到一定的長度，再以同一姿勢維持一段時間，讓肌肉自然地放鬆及延展。研究顯示，同一姿勢要維持二十秒以上肌肉才會開始放鬆。

優點 溫和、受傷機率低。

缺點 部分學者認為靜態伸展會使肌肉的反應遲鈍，對專項運動項目或比賽的訓練成效，無太大助益。

靜態伸展又可細分為以下三種：

1 ▶ 主動式靜態伸展

在「無外力協助」的情況下，「自行、主動」把肌肉慢慢伸展到特定位置，用自己的肌肉力量維持住三十至六十秒。

2 ▶ 被動式靜態伸展

在肌肉「完全放鬆」的情況下，利用外界的力量去伸展，像是同伴、牆壁、地面等等。自己的肌肉完全不會用力，所以又叫「放鬆式伸展」。

優點 受傷機率較低。是業餘者、週末運動員的最愛。

缺點 若同伴施力太過，仍有受傷風險。

3 ▶ PNF

是一種結合「主動＋被動」的同伴式方法。
由同伴先把肢體壓向軀幹到接近極限，再由被伸展者出力抵抗

同伴，抵抗約五或六秒後放鬆；接著同伴再次壓向軀幹二十至三十秒，接近極限時被伸展者再抵抗同伴五至六秒……以此類推，重複四至六次。

優點　第一，伸展幅度較大且操作不難。第二，在伸展的同時也能訓練肌力。

缺點　因有同伴輔助，力量拿捏不好的話也可能伸展過度而受傷。

不受傷伸展術為什麼最安全

傳統上，很多人暖身的次序是「十分鐘有氧→動態暖身→靜態暖身」，然後再接主訓練。這種順序的設計原理是先讓體溫升高，喚醒神經與肌肉活潑性之後，再進行技巧性的動態暖身；動態暖身就是針對個別專項運動的特殊需要，去設計技巧性動作來暖身，做為後面激烈運動的一種預備。最後才做靜態暖身，把靜態留到最後的原因，主要是為了在較溫暖的體溫下進行伸展，減少傷害的機會。

在了解本書的「不受傷伸展術」原理之前，你必須先知道，這種傳統的暖身方法的設計原理，基本上是沒有問題的，但是從我的角度來看，在短短的二十至三十分鐘暖身時間之內，可以獲得更優質的暖身效果。這種進步一般人乍看不容易發現它的重要性，有些人可能會想：「反正都是暖身，不就差不多嗎！」但是，「長期」下來，加上專業運動員「大量」使用的習慣下，影響就不可小覷！

尤其，學會這套伸展術跟這些安全知識，獲益最大的並不是從小練家子的選手，也不一定是小孩或老人，反而是現在最普遍的「週末運動員」！怎麼說呢？週末運動員幾乎都是成人，又不是從小運動的體質，現在為了健康，動不動就開始練半馬、全馬，即使做較為靜態的瑜珈，也想在短時間內把腳舉到頭上。殊不知，「做到了」其實不一定值得驕傲，這種心智上的勝利跟榮耀，很可能是用未來即將浮現的運動傷害跟慢性發炎來換取的！

身體有它的「適應性」，跟用腦不一樣。思考力、邏輯力好的人，即使很久沒看書，拿起書來還是可能一下子理解很難的內容，但身體需要時間跟正確的步驟去「適應」。不論是清早起床

開始運動，或晚上睡眠進入休息狀態，甚或是一個從未運動的人開始入門……等等，都必須循序漸進。

所以我建議，不論專業運動員，或者老人、小孩都可以使用這套「不受傷伸展術」。它是建立在「綜合主動動力式伸展」之上的一種方式，但它既非完全動態，也非完全靜態，是動、靜兼具的方法。

我建議運動者在暖身時，把順序改成**「不受傷伸展術→十分鐘有氧→動態暖身」**。也就是使用本伸展術來取代靜態暖身，並且放在「所有暖身」之前！為什麼敢這樣推薦呢？有人可能會質疑說：「體溫還沒升高，怎麼能做伸展！」但請記得，體溫升高才伸展的方法，是一種傳統的觀念，傳統觀念是先「熱」才伸展。但我的方式是先「溫和、深層伸展」才開始運作身體。

實務上，我也遇到不少職業選手，明明暖身做夠了，賽事也進行到一半了，全身已大汗淋漓卻照樣受傷。請問這是為什麼？

就是因為深層的肌肉與組織根本沒暖到，或者說，還沒有「運作」過。

再換句話來解釋，那就是「熱」身不能保證全身每個部位、重要部位都確實地暖夠了！

「熱≠確實暖身！」

請務必注意這個重要觀念！

更精確地說，「不受傷伸展術」安全的關鍵是它使用「運作」方法來暖身，相較於有氧、動態、靜態暖身來說，它採取中庸之道，不太過激烈卻能確實地喚醒組織，甚至溫和有效地伸展，可以真正運作到深層肌肉，達到深層的暖身效果。這個效果是傳統的暖身法望塵莫及的。

在不受傷伸展術之後，在加上有氧、動態暖身，甚至想再加一次靜態暖身也是可以的。這樣的設計因為已經有深層、完整的溫和伸展做為基礎，也會加強動態暖身的效果，讓整個暖身順序變得更具有安全防護的效果，而且花的時間一樣多！

我之所以這樣建議，也是因為實務上也有不少選手，在十分鐘有氧（跑步或跳繩）時，因為肌肉在剛剛睡醒時的狀態不佳，就扭傷腳踝。可見一開始就做激烈的有氧，還是有它的風險性存在。

此外要提醒讀者，「不受傷伸展術」是一個大家都能使用的方法，不是只有運動者才能用，在這裡會跟其他伸展法相比的原因，是要讓讀者了解，它是一種最基礎、非常全面的伸展法，更是一種「運動傷害防護」的基礎，即使連大量使用身體的專業選手都需要；但另一方面，它溫和的特性，連關節手術後的病人都可以當成復健運動來做。所以，在「術後病人」與「專業選手」之間的所有人，也都可以用它來取代傳統的伸展法，更無痛、安全又省時。

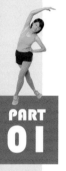

伸展的科學觀——提升攝氧量

成人的肌肉容易因為頻繁使用而形成緊繃，這個「緊繃」看似小事，但卻不著痕跡地影響著健康。

受到地心引力的影響，人每天站立的十多個小時裡，即使不做太耗費體力的事，都會自然地因地心引力而產生「壓迫」；晚上睡眠時，經過一定程度的修復，部分受壓迫而緊繃的組織會放鬆，所以人在清晨時量的身高會比夜晚時高一點，是正常的現象。

據研究顯示，肌肉緊繃的人血壓通常比較高，原因可能與肌肉緊繃所造成的壓迫有關。也就是説，當我們長期主動、深層地伸展，減少肌肉對血管的壓迫，就能讓血液循環更通暢，身體組織獲取養分和氧氣、排除廢物的效率變得更好，當然能夠變得更健康囉！

　　所以，伸展能夠放鬆肌肉，讓血液輸送氧氣、養分的效率更好，這就是為什麼很多人做完伸展後，立刻感覺到神清氣爽的原因了，其實是有科學根據的。

八個易誤解的伸展迷思

迷思一：「拉筋＝伸展」嗎？

答：是。

「伸展」跟「拉筋」基本上是一樣的意思，「拉筋」是伸展的通俗講法，其實，怎麼講不重要，重要的是，伸展的「過程」有什麼差異。伸展，不是有做就好，不同的伸展法還是有優劣之分，差異就在小撕裂傷、小創傷的多寡跟伸展的成效。

伸展的方法，分成動態、靜態、主動、被動、同伴式、器材輔助等等，但最終目的都是疏通筋骨與肌肉，同時讓柔軟度提升。在應用上，各種伸展法依其性質的不同，也應用在不同的領域。

市面上談拉筋的書很多，不少還附上詳細地解剖學知識，但本書不教你理論，只教你一套會有一或兩個主要的作用位置的十招動作，每招都可以伸展到多個關節的週邊肌肉。

不論是國家級選手或一般人，大家的身體結構都大同小異，基礎功就是這10招，10招做完就能把全身「整頓」一遍，且萬變不離其中，只要平常當成保養來做，最好是每天做，效果一定看得出來。

迷思二：睡覺就能放鬆，伸展浪費時間。

答：睡眠≠放鬆，拉筋其實在放鬆。

「睡眠，是最深層的放鬆！」這句話是真的嗎？

其實只有一半對，光靠睡眠無法100％放鬆。

吳老闆長年在大陸經商，每天生活作息都正常，睡眠也足夠八小時，但卻常常覺得疲倦想睡；回台灣時他會到經絡按摩館做

深層按摩，每次都做二至三小時，按摩師傅都笑他有「門板背」。奇怪的是每次深層按摩完回家，他都會連續睡上十幾個小時，一覺醒來神清氣爽，連續一週都感覺精神好多了！但這種效果也只能維持一週……

請回想小時候，你也常常失眠嗎？應該不會吧！小孩子的天性就是吃飽了睡、睡飽了吃，尤其是剛出生的小嬰兒，更是如此。睡眠是人體最重要的修復期，小孩子可以碰到床就呼呼大睡，隔天起床就是活龍一條，但為什麼對大人來說，睡眠卻常常難以「一覺解千愁」呢？

其實，這是因為大人的身體不像小孩子的修復力這麼強，成人的身體較容易累積疲勞，難以在睡眠中100％放鬆；除非，你也能跟小孩一樣，當日的疲勞當日就去除，否則大多數的成人，都是帶著殘餘的疲勞感入睡的，所以當然不容易像孩子一樣，擁有深層、優質的睡眠啦！

想要擁有更優質的睡眠，伸展可以幫助你，因為伸展可以去除累積的疲勞感。很多人對伸展的第一印象就是──「痛」，但那是因為一下子拉得太過激烈了，其實在本質上「伸展是在放鬆」，如果你常伸展將疲勞排除，就比較能像小孩子一樣，說睡就睡，而且睡得很沉。

再看看自然界的動物，牠們不像我們人類，每天需要花大量的腦力、體力工作，牠們都尚且每天都在做伸展了，何況是身為萬物之靈的我們呢！

迷思三：應先跑步再伸展，否則會受傷？
　　答：不一定，看做法而定。伸展操本身可以是最安全的熱身。

一般人暖身的方法常是「跑步或心肺運動→動態暖身→靜態暖身」。但就是因為長久以來，大家都遵循這種流程，就誤以為要先跑步或跳繩……做一些心肺運動先讓身體變熱，才能用伸展來暖身。這個觀念沒有錯，但是這本書教你觀念更先進。

　　其實，伸展操本身就是一種熱身運動，伸展時血管受到刺激，會把血液打進肌肉內，血液循環增加的結果自然會使肌肉的溫度提高、神經傳導速度加快，就具有暖身的效果。

　　其實，以跑步開始也有跌倒、扭傷腳的風險，實務上也處理過為數不少的案例，但把本書的這套暖身當成第一步驟，不但效果好又幾乎沒有受傷風險，更節省時間。

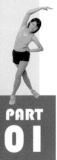

PART
01

不受傷伸展術
可防護運動傷害

迷思四：伸展時，「痛」才有效？

　　答：錯！這是靜態伸展的迷思。

　　我們在前面提過，因為目前最普遍伸展法是「靜態伸展」，靜態伸展常常會引起疼痛感，所以大家就理所當然地認為伸展要痛才「夠程度」。

　　在靜態伸展中，忍痛的確可以繼續拉長，但可能造成小撕裂傷，引起隔日的疼痛；小撕裂傷在運動過程中雖然難以完全避免，但盡量減少它的產生有助於養成更優質的身體。

　　「不受傷伸展術」跟動態伸展，都具有拉長肌肉的伸展效果，但不一定會引起疼痛，所以不能認定痛才有效，也可以不痛但很有效。

迷思五：伸展完隔天筋緊縮或痛，是正常的？

　　答：錯！不痛不緊才是最好的。

如果伸展完的隔日或兩、三天內，感覺到明顯的疼痛，甚至感覺到伸展過的部位，好像「縮筋」縮得比以前更緊，但後來幾日又慢慢恢復正常了。請注意，這並不是正常的狀況！

　　現在的人想要提升柔軟度，還是以靜態伸展為主，尤其是練習瑜珈、舞蹈、體操等需要高柔軟度的人，更是幾乎天天拉筋。長期大量使用靜態伸展的人，會以為「縮筋」是正常的，但這個觀念是不對的。

　　伸展完的隔日會有這些現象，表示在靜態伸展時，並不完全真的伸展到肌肉，而是硬把肌肉拉長而導致小撕裂傷。小撕裂傷在隔日或三天內癒合，會引起疼痛感；而癒合時會有結痂，結痂會讓組織變短，所以感覺起來整條肌肉反而比之前緊縮了。

　　這種小撕裂傷的狀態，是我們要避免的，因為小瘢痕會累積成大瘢痕，最後影響肌肉運作、血液循環。

　　然而，有時伸展是搭配在主運動前或後進行的，這時候就不容易分辨，隔日的痠痛究竟是運動造成的乳酸堆積，或者是小撕裂傷，而這就是我要設計這一套伸展法的用意，如果能在主訓練前確實用這套方法伸展，不但在暖身時就能預防小撕裂傷，連動態伸展、主訓練時都能減少撕裂的機率，它的整體效益是很大的。

迷思六：我的肌肉強度已經超好，不需要伸展了？

　　答：錯！肌肉「僵硬」跟「強度」是兩回事。

　　很多人會誤解肌肉「強度」的意思。所謂強度，指的通常是肌肉可以施展的力量，或肌肉的耐力，也或者是整體肌肉能力的統稱。

肌肉強，跟僵硬是兩回事！很多人運動或練重訓，肌肉越來越緊繃，越練越暴躁，以為這是正常的，其實把僵硬當成強大是錯誤的觀念。僵硬，只會讓你更容易受傷，但真正強壯的肌肉，應該是觸感有彈性、不死硬，運動時感覺到流暢、協調的。

　　如果你的肌肉硬邦邦，表示練法錯了，你要學習在暖身、收操或日常保養時加入伸展，來提升肌肉適能。即便連肌肉強度很好的人，也需要常常伸展，伸展對操練過的肌肉來說，就是一種放鬆跟調整，可避免隔日的不適感跟運動傷害。

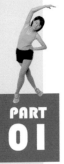

迷思七：伸展太多會影響肌肉強度？

　　答：原則上不會，但比賽前的靜態拉筋不宜太久。

　　這個問題近年來被越來越多人關注，因路跑興盛的關係，有媒體報導說，賽前伸展太久，會影響賽事進行時，肌肉的力量或耐力。基本上，這個觀念是對的！在大型賽事之前，若你想保持平時的肌肉強度，「每個部位」的靜態拉筋都不宜超過十分鐘。

　　不過，如果以全面性的角度看來，不能把肌肉強度跟柔軟度看成對比，沒有證據顯示，肌肉強度好的人，柔軟度就差，有時候只是一個短暫的階段，伸展做得足夠時，只要再練些肌力就能回到原來的狀態。

迷思八：伸展要把肌肉、韌帶拉開，增加關節活動範圍？

　　答：錯！主要伸展標的是肌肉，不是韌帶。

　　人體中有幾種軟組織是具有一定延展性的，包括肌肉、肌腱、筋膜、韌帶，但我們伸展的主要標的只針對其中的「肌肉」、「筋膜」和「肌腱」。

雖然，在伸展過程中，難免會連帶伸展到其他軟組織，像是「韌帶」，但韌帶並不是主要伸展的標的。韌帶是保護關節不會移位的組織，雖然也具有彈性，但如果過度伸展、超過其限制範圍，輕微的話還是會引起微小撕裂傷，一時之間不一定會發現，但次數一多，就可能在某個時間點形成較嚴重的發炎。如果情況較嚴重的話，也可能在很短的時間裡就形成主撕裂，嚴重的主撕裂會引起較明顯的發炎，甚至出血等症狀，例如：紅、腫、熱、痛等等。

　　譬如坐在地上伸展一側大腿後肌時，要避免不伸展之膝關節內轉而形成 L 型的形狀，這種放置方式會使膝關節的內側副韌帶在伸展時跟著展延，而形成傷害。而 W 型坐姿的傷害更大，會同時傷到左、右的內側韌帶，一定要嚴禁這個動作！

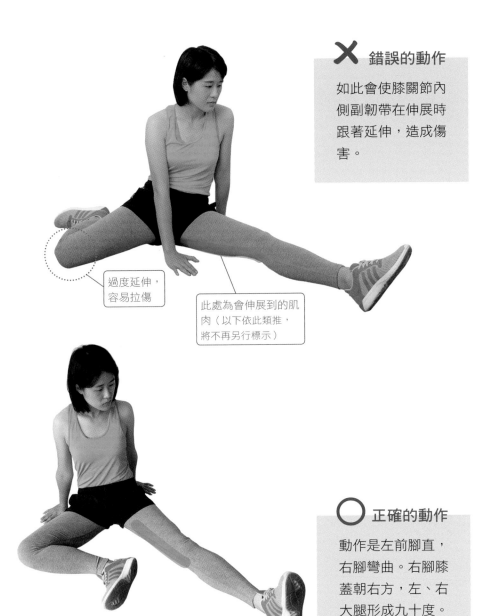

✕ 錯誤的動作

如此會使膝關節內側副韌帶在伸展時跟著延伸，造成傷害。

過度延伸，容易拉傷

此處為會伸展到的肌肉（以下依此類推，將不再另行標示）

◯ 正確的動作

動作是左前腳直，右腳彎曲。右腳膝蓋朝右方，左、右大腿形成九十度。

脈在「骨盆」；「護腰」是重點！防護的中心思想──伸展的任督二

在這裡我把「骨盆」跟「腰」當成兩大重點提出來解釋，是為了讓讀者了解，從「傷害防護」的觀點，這兩個部位具有相當重要、特殊的意義。如果你能夠體會到我所說的，並時時照著這些觀念去伸展、去護腰，即便年老了也較不容易長骨刺，或發生肢體不平衡、處處疼痛……等問題。

簡單地說，從骨盆開始伸展，是為了維持身體的平衡；而「護腰」一方面可以強化身體的平衡、穩定度，並避免發生腰椎的損傷，因為腰椎特別脆弱，所以希望讀者特別留意它。

蓋樓先打地基
從中心點「骨盆」開始伸展

從骨盆開始，別人 100 招，我只要 10 招！

為什麼我的伸展組合全部只要 10 招，其他坊間的書籍動輒上百招？因為我的設計是針對「整個身體」的平衡去設計的。想想看，有時候「簡單」才是王道，太複雜或過度鑽牛腳尖不一定就適合所有人。

我們可以把人的身體比喻成一幢房屋，鋼架就是骨架；水泥就是肌肉、肌腱、韌帶。

當房屋的一處被破壞了，影響到的不只是局部，時間一久，整幢房屋的力學結構都會受到影響，而傾向一邊或崩塌。

人體結構也相當類似，差別只是在人體的柔韌性較好而已。當人體局部受傷、失能，或是特別僵硬時，都會影響到附近的組織，甚至會利用附近的關節或組織來替代原來的關節或組織來施力或製造動作，這稱為「代償」。相較於房屋來說，人畢竟是「動」物，所以無時無刻都需要施力、受力，因此身體各部位之間的交互影響頻率，比一幢房屋更複雜許多。

很多人有時候背部僵硬，持續幾天之後肩頸也跟著僵硬起來；或是腰部僵硬，脖子轉動也不怎麼順暢……等情況，都是一種代償現象。

「骨盆」就像是蓋房子時要打的地基，它如果僵硬或受傷，會直接影響到全身的平衡，完全可說是一個「牽一髮而動全身」的關鍵位置，所以我特別提出來讓讀者了解「伸展的首要關鍵，就是骨盆」！從骨盆開始，沿著脊椎去設計伸展動作，只要 10 招就可以歸正全身主要的大肌群，達到結構上的平衡；只要 10 招，就可以解決最令你困擾的疼、痛、痠等等問題。比起零碎的 100 招，十招就足夠了。

「骨盆平衡」是關鍵，解除脊椎壓力效果深遠

把骨盆比喻為房子的「地基」，它是骨盆內連接大腿的其中一個關節，左、右兩側都有。為什麼它這麼重要，第一個原因，因為它是最難伸展的部位，所以會形成全身柔軟度的瓶頸；如果無法順利伸展它，對上它會限制軀幹的柔軟度，對下會影響腿與膝的活動範圍，所以位處中間又難伸展，是它重要的第一個原因。

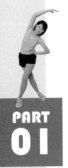

另外一個原因，骨盆的形狀是倒三角形，其上的軀幹是長方形，其下的下肢是成對的圓柱型。骨盆如果產生了歪斜，勢必會造成全身「結構性的失衡」，就像知名的「比薩斜塔」一樣，雖然沒有傾頹，但是因為結構性的歪斜，讓它的承重能力受到影響，而骨盆會不會傾斜，跟其中的髖關節的平衡有著很大的關係。這種歪斜的現象發生在人身上，就會帶來難以計數的痠痛、疼痛、痠麻跟生活品質的下降。所以骨盆本身有著「牽一髮而動全身」的重要性，這是第二個原因。

　　骨盆處於承上啟下的樞紐地位，當我們善用伸展法來保持它的「平衡」，就等於在投資全身的健康。簡言之，地基打得穩，就不怕強震！

　　除了骨盆以外，第二個重要的伸展標的，是「脊椎」。

　　脊椎跟骨盆不一樣，我們不是直接伸展脊椎，而是伸展它周邊的肌肉跟軟組織，因為脊椎是被動地靠這些軟組織來連接、支撐的，它的平衡是靠周邊軟組織來維持，所以要伸展的是軟組織，而不是脊椎本身。

　　為什麼脊椎那麼重要呢？和骨盆的重要性比起來，應該有更多人知道。因為全身的神經都連接著脊椎骨，中國人稱它為「龍骨」，一點也不誇張！當龍骨的位置不正，可能引發的問題小從情緒不佳，大到脊椎病變需要開刀都有可能。

　　脊椎的保健，就伸展來看我們可以做的是，藉伸展來保持周邊軟組織的平衡與彈性，支持脊椎維持它天然的Ｓ型弧度。Ｓ型弧度的脊椎有分攤壓力的作用，因而具有天然的避震效果，如果能常常維持它的彈性，對神經的壓迫就會比較小，人的自我感覺上也比較協調。

原則上，因為肌肉是最主要支撐脊椎的組織，我們在伸展組合中，針對脊椎附近的主要肌群來伸展，通常都能有效地去除疲勞感，立刻讓施作者解除痠痛、恢復活力。

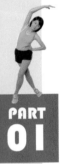

學會正確「護腰法」，保證幸福一生

腰為何如此重要？

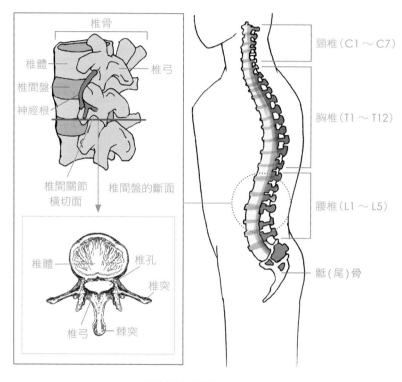

椎骨

椎體 ——— ——— 椎弓
椎間盤
神經根

椎間關節
橫切面　　椎間盤的斷面

椎體 ——— ——— 椎孔
　　　　　　　　椎突
椎弓 ——— 棘突

頸椎（C1～C7）

胸椎（T1～T12）

腰椎（L1～L5）

骶（尾）骨

脊椎的結構

　　脊椎分成四大部分，分別是頸椎、胸椎、腰椎、骶椎，其中「腰椎」是特別需要被保護的部分。脊椎是靠結締組織來維持其形狀的，在此之外還有肌肉、骨骼包覆其外來保護它。因為「腰椎」的活動度大、外在的保護相對較少，所以成為不少惱人疼痛的「罪魁禍首」！

腰椎可以左右旋轉、前後彎曲，還能有一定角度的斜側彎；但這個體積不大的位置，卻要承受胸部、臀部等大區塊帶來的壓力及力量衝擊。跟胸椎、尾椎相比，它不但要承重，又沒有像肋骨、骨盆等堅硬的結構保護，所以絕大多數的脊椎疾病，都比較容易發生在腰椎，例如像是令人聞風喪膽的骨刺、椎間盤突出、脊椎滑脫……等等，都常發生在這裡。這些病，沒遇過的人不會感覺到其嚴重性，但只要發生過，就知道那種「坐也不是、站也不是」的困擾，真是苦不堪言。

　　關於腰椎的保護法，後面還有較詳細的解釋，這裡我要特別強調一個觀念，那就是傷害最大的「彎腰」問題。

撿東西不可以彎腰，彎「髖」才對！

前陣子颱風造成停水，李先生拿水桶到地下室取水，快十公斤的水他彎「腰」一提，提是讓他提起來了，但馬上感覺到腰部「怪怪的」……沒多久後腰部開始劇烈疼痛，到醫院檢查後發現是椎間盤突出，讓他久坐就痛，也不能站太久，只有躺平時才完全舒服。就這樣折騰了半年，輾轉看過幾位醫師後，病情才得到控制……

你知道以下幾個事實嗎？

第一，根據研究，當上半身離開身體的中線，也就是身體前彎時，下背部所承受的壓力是以倍數增加，最多可達十倍，所以當彎腰舉起十公斤的物體，整個腰椎的承擔重量可能會是一百公斤！

第二，當腰部肌肉不協調的時候，即使彎腰撿起一根羽毛，都可能「閃到腰」。

第三，當肌肉不協調時，還彎腰拿起十公斤重物，那麼，就準備到醫院報到吧！

這並不是在嚇你，但真的挺恐怖的！想想看，如果某人彎腰拿起十公斤重物，若是此時沒有正確的使用到腰部肌肉，可能高達一百公斤的力量要由寬僅十五至二十公分的韌帶來承受。當這麼大的壓力在瞬間壓迫韌帶時，是不是很容易使韌帶受傷呢！？

因為「彎腰」會造成腰椎非常大的壓力，為了保護它，我們要學會用髖部，或整個身體姿勢，來減少負擔；並且常常做腰部伸展，放鬆過於僵硬的肌肉。民眾最困擾的「閃到腰」有時候是傷到筋膜、結締組織或肌肉，傷到這幾種或多或少會好轉，但如果傷到的是脊椎中的「椎間盤」或神經，就非常難好了。

所以在幾個特別容易受傷的環節上，一定要留意保護腰，像是撿東西（特別是重物），一定要彎膝蹲下再撿（重物可用抱的）；晨起時不突然坐起來，先側躺至床側，彎膝把雙腳放床，外用手撐起上半身。做各種運動時，要做好腰部的暖身及收操，進行某些腰部使用較頻繁的運動，像是高爾夫、棒球、游泳（蝶式）……時尤甚。

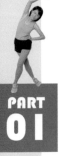

開始前，你該熟知的觀念

很少人因為過度伸展而受傷，但不代表沒有！

不論本書的伸展，或其他種類的伸展，你還是該留意安全問題，所以在正式進入動作練習之前，請了解以下幾項伸展時該注意的原則：

新手上路：請先測試自己是否受過傷

第一次使用本書的這套 10 招動作之前，請先從頭到尾照著做一遍，以做為體能的測試，請留意每次都要伸展到出現「緊繃感的極限位置」。

時間上，每一組動作約花二十至三十秒，而其中有些招式是左、右兩邊都要做，所以全身做完一遍最多十分鐘。

第一次是為了測試，隔天你會不會有特定位置的痠痛感，假設全身只有右 邊髖關節特別痠，這時候就可以推測，右邊髖關節可能受過傷，或者特別緊繃；相較於全身的平衡來說，現在它就是壓力不均衡的反應區。在往後做與右腳較相關的招式一至四時，可 以增加一組的反覆次數（目前是一組連續十次，你可以增加到十至十五次），或者多做一組。至於其他動作、

位置就先不改變做法。

第一次做的時候，幅度請盡量做到與示範圖接近，盡量不要有幅度不均的情況，這樣測試的結果會更準確。

這裡所謂的「受傷」，指的並不是真的很疼痛，要馬上掛急診、送醫院的那種情況。因為這種伸展法可以深入深處，所以它反應出來的痠痛只是一種「症狀」，輕則可能顯示你的身體目前結構有些歪斜，因受力不均所以壓力都傾壓在某個點上，但你不一定有明顯的自覺症狀；重則可能是以前有受過傷，但傷沒有完全治好，或者造成附近軟組織的沾黏，做動作時感覺「卡卡、緊緊」的，但又不到疼痛的程度。若有這種慢性的傷害，伸展也能幫你逐步解除不適感。

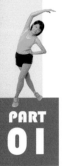

有些人納悶為什麼做了這套全身的伸展之後，特別有一或兩個點非常痠痛，是不是受傷了？！但其實，這是一種預示性的徵兆，因為這種深層伸展會運作到平時很少用的深層組織，症狀就比較容易在此時被誘發出來。

這是一個讓你在真正嚴重受傷前，有機會調整身體結構的好方法！如果現在不調整，累積久了有一天可能發生劇烈疼痛或發炎的現象，所以它是一種預防性的處理和防護。

總的來說，有些微小的傷害定義並不是很明確，體內究竟有多少小規模的傷害是無法從外觀來判定的；但可以確定的是，這些異常的痠、痛、緊的「症狀」，都與過去或未來的急、慢性發炎或受傷有關。我們的這套溫和、深層伸展法，常常做、做正確可以助你養成一個優質的身體，減少受傷的可能性。

微痠不痛是基本，不勉強避免受傷

　　除非是專業運動員，否則一般用來做日常保健、暖身、收操的人，每次請伸展到「緊」與「微痠」即可，不需要痛。

　　伸展時雖然力求動作盡量與示範圖中的標準動作接近，但可能一開始無法做到，這時請不要勉強，畢竟我們是在做伸展，不是進行運動的主訓練，伸展是以放鬆為原則。此時請掌握動作「重點」就好，我們在每個動作指導中都有列出重點，只要掌握了重點不做錯，柔軟度就可望逐漸增加，到時候你就能做得跟示範圖一樣好，或者更好了

單腳做，幅度、角度要因程度而異

要注意的是，在 10 招中有些招式是單腳做的，請不要改成雙腳，因為單腳做跟雙腳一起做，效果是不一樣的。單腳做能夠拉到深層的筋，尤其是骨盆腔內的小肌肉，這些小肌肉平常很難伸展得到。由於兩腳的柔軟度基本上不一定會相同，再加上如有一側有受過傷，緊繃度的差異會更大，如果兩邊一起做，雖然省時，但卻無法真正拉到這些關鍵的肌肉，那就失去動作的意義了！

在動作幅度上，最好能示範圖一樣，注意要向「無限遠處」延伸，這樣做可以讓伸展的效果極大化；但是，倘若初學者一開始就做不到示範圖的幅度，還勉強進行，也可能讓初學者隔天就感覺痠痛，所以剛開始的時候，幅度也要量力而為，可由小而大，一次一次地增加活動範圍。

同樣的招式，可以隨著你每天身體狀況的不同、柔軟度的不同而調整高度或幅度，只要不要改變這種循序漸進的節奏，不要突然挑戰離自己還很遠的程度，就能悠遊於這種拉筋法中，安全、有效地找到各種不同的伸展體驗，成為一種樂趣。

角度上，當動作熟練了，有些動作可以自行改變角度，像是單腳伸展的動作，我教給讀者的是腳趾朝前的平行角度，進階者可以改變成內轉或外轉，內轉可以伸展到內側肌群，外轉可伸展外側肌群，一般來說，除非是內側或外側特別緊，否則內、外的份量請盡量相等，這樣才能平衡。這些可微調的動作，我們在文中也會特別標示。

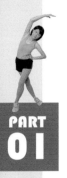

02
PART

打通伸展的任督二脈
—「髖關節」

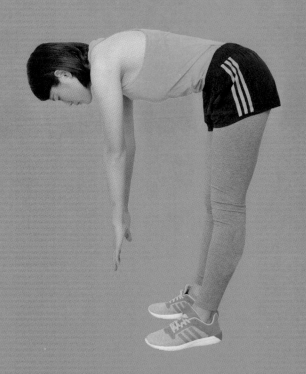

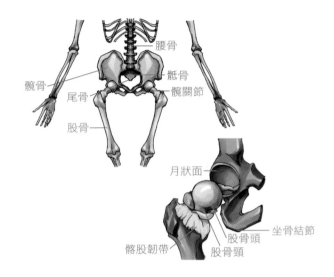

骨盆猶如地基，平衡的骨盆穩若磐石。

腰骨

髖骨

骶骨

尾骨

髖關節

股骨

月狀面

髂股韌帶

股骨頭

股骨頸

坐骨結節

髖關節位置

在了解髖關節之前，我們必須先知道「腰」跟「骨盆」的確切位置在哪裡。

「腰」本身不算是人體解剖的結構，它是一個名詞，位於平時我們繫皮帶的位置，它的主要結構是骨盆。

所謂「骨盆」，包含了左與右髖骨、薦椎、尾椎，是由它們所組成的圓盆形結構，就稱為骨盆。骨盆上與脊柱連接以支撐上半身，下與股骨連接，所以它是接合上、下半身的骨骼連結點。

有些人認為脊椎是人體的中心點，但我認為若從伸展的角度來看，骨盆才是！

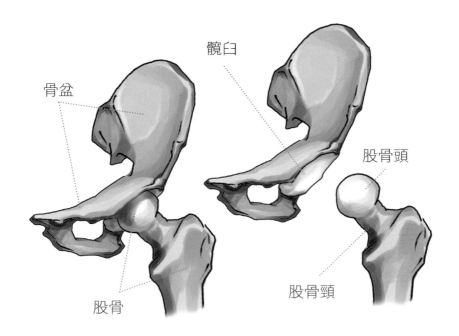

髖臼

骨盆

股骨頭

股骨

股骨頸

從全身骨骼結構來看，骨盆是維持平衡的重要基石，但我們伸展的標的是「軟組織」，而非骨骼。為了維持骨盆的平衡，伸展時首要的重點就是「髖」這個關節，髖關節的不平衡，可能導致骨盆提高或降低，進而影響到全身的平衡性。

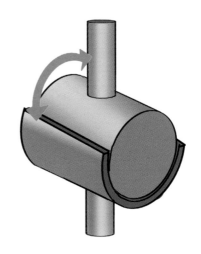

從上圖中可以看出來，髖關節只是骨盆的其中一部分，但因為它中間有個像圓球一般

的「股骨」，讓這個關節能夠做出「鉸鏈」般的屈曲與伸展動作。

　　對多數人來說，天生要擁有靈活的髖關節並不容易，需要長期持續深層、正確的做伸展；但是，至少對於「任何人」來說，增強髖關節的柔軟度絕對是有助益的！不但可以防治腰椎側彎或受傷，更能幫助運動員增進運動表現……等等。

　　所以，最關鍵招式的就是本章這髖關節的 4 招，這 4 招常做可以幫助你矯正髖關節，也連帶釋放掉大腿的不適感。

**專家
小辭典**

鉸鏈關節

鉸鏈關節（Hinge Joint）：又稱屈戌關節（Ginglymus Joint），或滑車關節。此類關節鉸鏈關節是是因為他們像一扇門的鉸鏈一般使兩端骨頭如同樞紐般開合，像是折紙或是開關門般，運動方式為矢狀面上屈曲與伸展，是單一活動面運動，屬於「單軸關節」（Uniaxial Joint）的一種。

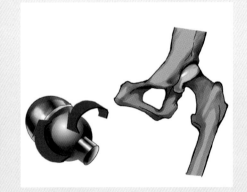

案例 撿張紙都閃到腰

　　四十歲的上班族李先生，平時沒有運動習慣，今年夏天為了七歲兒子的暑假作業，全家人一起到海邊響應「淨灘活動」去撿垃圾。當主持人一聲令下，父子兩人興奮地開始比賽，看誰的垃圾桶先滿……沒想到才彎下腰去撿第一張廢紙，他就立刻感覺到怪異……「腰好像再也直不回來了！」。

　　那天，李先生的垃圾桶當然一直都是空的，就連回家之後還斷斷續續痛了三個月才好轉。

　　不論你現在幾歲，請問你，在過去的漫漫歲月當中，你知道身為一個人類，其實是「不宜彎腰」的嗎？

　　是的！彎「腰」這個動作是有危險性的！可能因此閃到腰、韌帶受傷或椎間盤突出，特別是對成年人來說，年紀越大，風險就越高。

　　可是不彎腰，怎麼撿東西？有些書會教你，蹲下來撿東西，這個方式是對的，但是真的照做的人不多。現在我告訴你另一個預防受傷的重點，就是本章的主題之一——「農夫彎髖術」。

關鍵字講堂：（1）「保護」腰椎（2）農夫彎髖術

需要被好好保護的腰椎

腰椎在整條脊椎之中，是屬於承受壓力比較大，又需要常常彎曲的部分。

從結構上來看，它是由 5 節單獨個體的椎體組成，脊椎與脊椎之間有類似果凍材質的椎間盤，有避震、緩衝的效果，這些組織靠的是韌帶、筋膜的相連來固定，如果韌帶、筋膜受損，脊椎就可能產生病變。脊柱本體並沒有固定跟發力的功能，既然只靠這些軟組織來連接與支撐，當然不能讓它們承受過大的重量，如果一瞬間承受很大的壓迫，也可能受傷或斷裂。

因此，腰椎是要被好好「保護」的，不可以「硬操」。但是，多數人在無意中都或多或少地在傷害腰椎，尤其是最常見的「彎腰」！我們在前面提過，彎腰取物這個動作，物體帶給腰椎的壓力可能高達物品本身的十倍，所以有可能造成非常嚴重的傷害，一定要把這個習慣改過來！

因為腰椎每一節都有一對神經根及相連的脊髓神經，所以腰椎一旦受傷，不只影響韌帶，也有可能出現椎間盤脫出及神經壓迫等傷害，這種連鎖反應是比「閃到腰」本身更可怕的後遺症！此外，腰部本身的使用頻率就高，一旦受傷就難以復原，很容易就這樣一步一步陷入惡性循環。為了不讓這些難纏的情況造成更多人的困擾，我們都應該向農夫學習「農夫彎髖術」。

彎髖不彎腰——農夫彎髖術

最會彎腰……喔不是！應該說最會彎「髖」的人，莫過於長期需要彎身插秧的農夫了！農夫之間都知道一個潛規則——如果

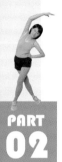

PART
02

打通伸展的任督二脈——「髖關節」

身體想要用得久，一定要懂得「彎髖」。

「彎髖」是什麼意思呢？

彎髖指的是在進行身體前彎的動作之前，先把脊椎維持中性（neutral）或挺直，也就是把上、下背部的肌肉收緊、把脊椎連成一體，將膝蓋微彎，再彎曲髖關節來完成身體前彎的動作；這個動作的重點是在彎曲時把上、下背部連成一個整體，以免壓力單獨的加在一或二節的脊椎及其周圍的軟組織上。

這個看似小小的預備動作，造成的差異可不小！它彎曲的不只是某一節腰椎，而是整片上半身，全都以髖關節為轉動點來彎曲。雖然腰椎還是多多少少會受力，但藉著肌肉跟髖關節的緩衝

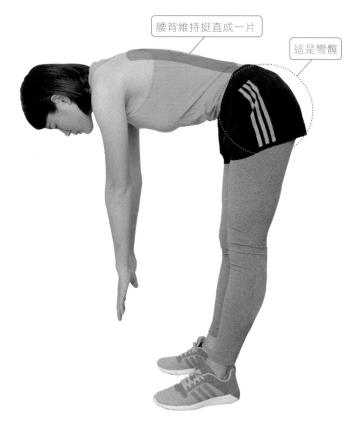

腰背維持挺直成一片

這是彎髖

作用，能讓腰椎的受力減少且較為平均，這樣的話單一韌帶受傷的可能性就降低很多。所謂「團結就是力量」，在這裡也適用！

　　髖關節的特色之一，它是所謂「多軸性的鉸鏈關節」（請見P52解釋），除了與骨盆連接的穩固的結構之外，更有厚而堅韌的韌帶和關節囊的保護，因此利用髖關節屈伸軀幹是最安全穩健的做法。因為髖關節離脊髓的神經有一段距離，如彎髖的動作正確的話，出現神經傷害的機會是微乎其微的。

　　不過，建議如果要舉起幾公斤的重物，還是先蹲下再起立站直為佳，盡量不要以彎身的方式提取。

　　其實，不只是彎身拾物這個動作，在日常生活中的其他動作，像是坐姿、把行李箱放在高處……等時候，我們也要常常「控制、收緊核心」來保護腰椎；至於彎曲的動作，就交給髖關節跟腳吧！

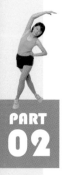

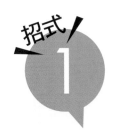

招式 1

大腿後肌拉伸鬆腰法

　　四十多歲的文治是前高爾夫球國手，年輕時打高爾夫造成的慢性腰傷，經過了二十年一直沒有痊癒。

　　記得他第一次來找我時，情況讓我非常驚訝，他走路時前、後腳的距離只有三十公分左右，站直向前彎腰時，軀幹竟僵硬到最多只能前彎四十度！

　　他告訴我，因為右大腿後痛及緊繃，開車時必須用左腳輪流踩油門跟剎車，加上身體無法坐直到九十度，只能用接近「斜躺」的角度開車，椅背也調整到快接近躺平了！

　　從林口到台北僅三十分鐘的路程，他中途就停下來休息四次。明明正值壯年，卻坐也不是、站也不是，好幾年無法工作，有能力卻無法施展，他覺得人生了無生趣。

　　後來經過我的徒手調整，再請他回去每天做這一招「大腿後肌拉伸鬆腰法」，經過了一個多月後，他現在可以回到球場上再顯英姿，且繼續教課了。

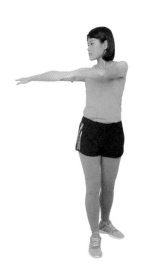

關鍵字講堂：慢性腰傷

　　腰傷是高爾夫球選手常見的運動傷害之一，文治的傷不是一開始就這麼嚴重，他是年輕時傷過，前幾年又重複扭／拉傷之下累積的結果。如果當時的治療與復健完整，身體「失能」的情況就不會這麼嚴重，不過顯然他當時並沒有正確的復健概念，否則身體也不會變得如此僵硬。

　　雖然是慢性腰傷，理論上是要請他從腰部開始伸展，但因為他已是全身性柔軟度不佳，膝蓋無法伸直、大腿跟臀部僵硬成一整塊，有些肌肉、肌腱都縮短了。我考量他的運動是高爾夫，需要的正是全身性的柔軟度，所以建議他回去先做這一招，後來效果不錯。

　　因為腰位處人身體中間的關鍵位置，它的傷害若不處理好，容易連帶影響到髖、軀幹，所以腰傷比其他部位的傷害更需要留意，不可輕忽！

打通伸展的任督二脈——「髖關節」

正確動作示範

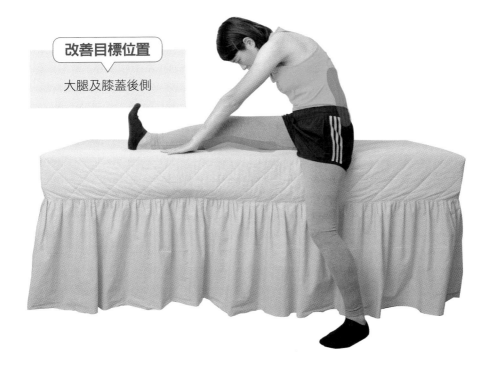

改善目標位置

大腿及膝蓋後側

重點提示

「單腳」膝蓋盡量打直、肩頸放鬆。

幅度：軀幹從直立起始，延伸向無限遠方，伸展幅度越大，效果越好。

軀幹從直立到最遠處後，在鎖緊緊繃處停留兩秒後放鬆（不需要回復到直立後），再做第二次。

每組連續做十次以上才有效，可在最後一次，停留一分鐘維持效果更佳。做完後換另一腳。

做完後如果仍覺得大腿後肌並未完全放鬆，建議再以接下來的招式2來強化，有些人需要這兩個招式都做完，才能感覺到明顯的放鬆。

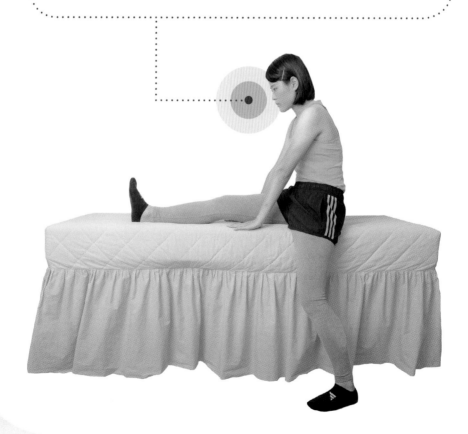

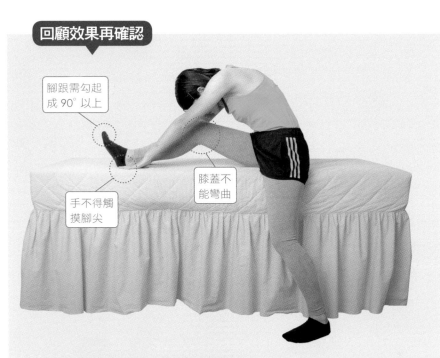

回顧效果再確認

腳跟需勾起
成 90° 以上

膝蓋不
能彎曲

手不得觸
摸腳尖

★膝蓋要伸直。若膝蓋伸直、手延伸的位置兩者無法兼顧的話，應
　該先確定伸直膝蓋，再一次一次地將手越延伸越遠。

★觀察肩頸是否僵硬或痠，表示做的時候肩頸太緊張。

★大腿肌肉受過傷，可能特別感覺緊或痠痛，持續做可望改善。

★請勿雙腳一起做。兩隻腳的柔軟度可能不同，一起做效果較差。

誰特別需要？

1 腰、大腿後側肌肉常常感覺痠、緊的人。

2 運動項目要求膝蓋完全打直的體操選手或舞者。

3 脊椎側彎者，尤其是腰椎。

4 髖關節受過傷的人。

進階法

當本式的目的位置已經延伸到無限遠，大腿後側或臀部都感覺不太到伸展的時候，表示柔軟度已經不錯。

腳跟下可加上墊子，或將腳跟抬高放在桌上、牆面上，讓軀幹與腳的夾角小於九十度，夾角越小，效果越深層。

內八、外八：想伸展大腿內側肌肉，可將整條腿內八腿內轉；反之則外八腿外轉。內、外伸展的次數要一樣。

躺做法

跟本式功能相同，
只是改成躺著做。

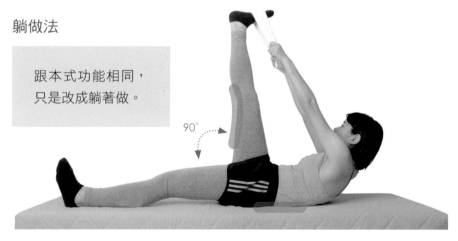

90°

1. 取一條毛巾套在腳掌中段到腳尖的位置，膝蓋請盡量完全伸直，膝不能彎曲。
2. 腳跟軀幹的角度如果無法跟圖片一樣小於九十度也沒關係，請選一條長一點的毛巾或繩子，從你可以開始的角度做為起始動作，但請留意膝蓋盡量打直。
3. 拉動腳掌朝頭頂的方向延伸，到極限時停留兩秒，然後放鬆。
4. 連續做十次以上，最後一次可在鎖緊處停留一分鐘，然後換邊。

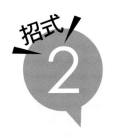

招式 **2**

彎膝抒腰鬆髖法

案例 暖身不夠，第五局還受傷的職棒球員

一位職棒球員，在一次比賽跑壘時拉傷大腿後肌接正臀部的肌肉，當時已經進展到第五局，他全身大汗淋漓，沒想到只做了一個跑壘動作，就拉傷他的右側大腿後肌肌肉。他來到我這裡時，百思不得其解地問我：「明明暖身也做了很多，全身都流汗了，伸展也做了很多，怎麼可能還會拉傷呢？」……

關鍵字講堂：暖身

「暖身」，你做對了嗎？

　　暖身不是有做就有效，要看你的暖身方法是不是「用對」了？深度夠不夠？有沒有確實運作到接下來的主訓練時，把將要用到的組織伸展至極限？真正「確實」地暖身才能預防受傷，把傷害發生的可能性減到最低。

　　如果只做些有氧運動（例如：跑步），雖然也能喚醒心肺的功能，但如果你的運動項目需要大量的肌肉活動，那麼只用有氧運動來暖身，是不夠的，一定還要加上肌肉的暖身，例如我們的伸展操，以及各種肌群的動作等等。

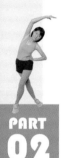

　　原則上，對運動者來說，不同的運動項目會用到不同的心肺功能、肌肉運作模式，所以暖身方式也要專門針對主訓練所設計，才能發揮最好的功效。

　　職棒球員已經夠專業了吧！但連他都不知道這樣的觀念，可見一般運動員、學校體育老師可能知道得更少。一般的暖身流程就是制式化的在各個位置停留幾十秒，然後換下一個位置，其實這樣的暖身效果很差，只能說是勉強「動一動」而已，至於接下來的主訓練會不會受傷，真的要看你的運氣了！

　　而接下來我們要介紹的這個招式，是伸展大腿後肌上段（接近臀部部分）的伸展法，也就是這位職棒球員，也是大部分人都會忽略做而受傷的動作；雖然錯過了暖身期，但傷後的他也可以善用這招來進行復健，只是受傷前三天特別要謹慎進行。

　　對一般人來說，也很適合大家平時常做，它主要可以舒展臀肌、髖關節，並連帶使腰部、大腿後側也獲得伸展，有時候順帶上半身的緊繃感也可能改善，讓你得到意外的收穫哦！

正確動作示範

改善目標位置

腰、臀、下背部
髖關節內部

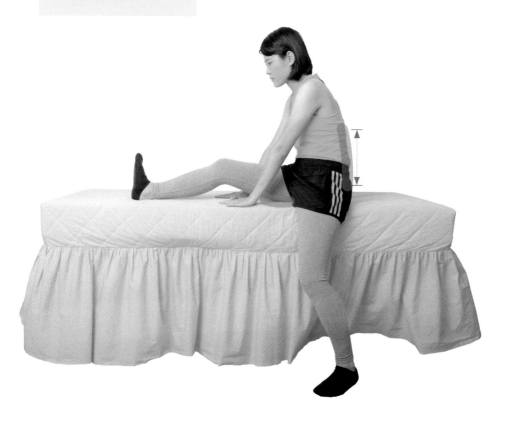

重點提示

單腳勾腳、彎膝（大腿、小腿之間的夾角約成三十度），避免上半身太緊繃，肩頸請放鬆。

幅度：軀幹從直立到碰到腳，伸展幅度越大，效果越好。

上半身從直立到最遠鎖緊緊繃處，在鎖緊處停兩秒後再回原位。一定要回到直立之後，再做第二次。

每組連續做十次才有效，可多做第十一次，在鎖緊處停留一分鐘作為加強，維持效果。做完後換邊。

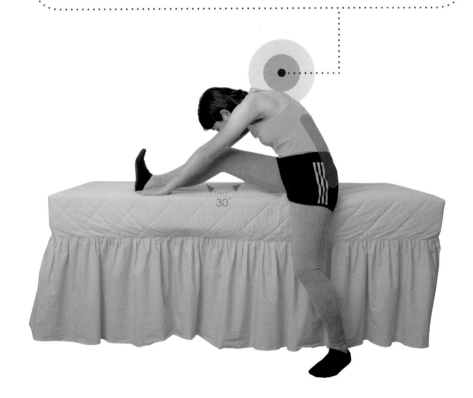

30°

★肩頸：肩頸若感到僵硬或痠，表示做的時候肩頸太緊張。

★髖關節：髖關節受過傷或太緊的人，可能隔日會痠痛，沒有關係，請在可接受的範圍內繼續進行，情況可望逐漸改善。

★請勿雙腳一起做，兩隻腳的柔軟度可能不同，一起做無法伸展到某些深層軟組織。

誰特別需要？

1 髖關節、臀肌或腰常常痠緊，或受過傷的人。

2 久坐或很少運動的人。

3 脊椎側彎者，尤其是腰椎。

4 特別是腰椎幅度過直或變形的人（通常經過醫師診斷才能確定）。

進階法

　　腳跟下可加上墊子，或將腳跟抬高放在桌上、牆面上，讓軀幹與腳的夾角小於九十度，夾角越小，效果越深層。

　　內八、外八：想伸展髖關節內側肌肉，可將整條腿內八；反之則外八。內、外伸展的次數要一樣

躺做式

1. 拿一條毛巾勾住腳掌中段到腳尖的位置，請彎曲膝蓋，並全程保持彎曲。
2. 腳跟軀幹的角度如果無法跟圖片一樣小於九十度也沒關係，請選一條長一點的毛巾或繩子，從你可以開始的角度做為起始動作。
3. 將腳掌拉向頭頂，在最緊繃處停兩秒然後放鬆。
4. 連續做十次，應該一次會比一次接近頭部，可加強第十一次，在鎖緊處停留一分鐘。然後換邊。

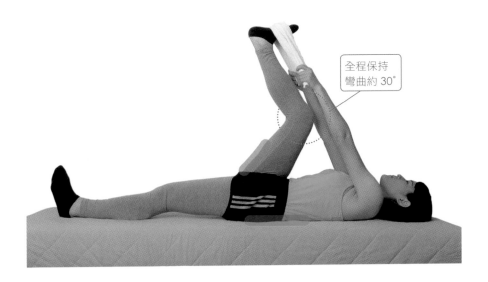

全程保持
彎曲約30°

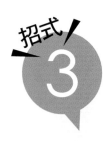

招式 3

抱膝臀外放鬆法

膝關節手術後沒復健
肌肉萎縮變跛腳

之前有位七十三歲阿嬤動過左膝蓋的「膝關節置換手術」，術後並沒有進行復健，經過幾年後變成現在這樣，左邊整隻腿的肌肉因為縮短而變得很緊繃，在視覺上左腿看起來就比右腿短，且整個身體向右邊傾斜。阿嬤説，她的傷口癒合得很慢，且左腿常有「怪怪」、「卡卡」等不舒服的感覺，左腿活動的角度很小，走路跨步跨不遠。

經過我檢查，發現左大腿外側特別緊繃，於是在徒手調整後，請阿嬤回去後每天做這套大腿外側、髖外側的伸展，後來幾次阿嬤來時，身體已經不像之前那麼傾斜了，左腿也舒服很多。

關鍵字講堂：(1) 術後復健　(2) 沾黏

術後復健

　　很多人以為手術結束，身體就能自己復原到正常的狀態，其實這是錯誤的觀念。手術完成是一個問題的結束，但同時也是另一個問題的開始。

　　手術會形成傷口，傷口癒後情況會影響到往後的生活品質，如果沒有進行復健，可能原本很多簡單的動作都無法進行，像這位老太太的情況是，因為左邊髖關節附近組織沾黏、大腿肌肉攣縮，身體於是向右邊傾斜；視覺上看起來像長短腳、步伐很小，彎腰時動作也受限，還常覺得患部不舒服……等等，這一連串的問題其實都是因為沒做好術後復健而引發的。

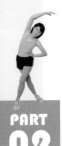

　　術後復健跟傷後復健一樣，重點在於預防沾黏或縮短、僵硬，並提升患部的血液循環來加速復原，所以建議手術後完全休息三至七天，之後就可以開始進行復健。

　　一般復健是在骨科或復健科進行，包括物理治療、徒手治療或復健運動，如果在這個階段患者、醫師雙方都有完整的規劃，也確實完成的話，通常不會留下嚴重的後遺症。越早在黃金期開始復健，後續進行得越完整，癒後就越好。

「沾黏」是什麼？

　　一張紙有了裂縫，不論我們用膠水、膠帶、強力膠……去黏，它都不可能像原來的那樣平整，人體的組織癒合時也是一樣。當我們的肌肉、韌帶、肌腱、骨頭一裂損，傷處雖然立刻就開始進行修補，但最終卻難以回到當初的完整結構，再加上沒有專業復健醫療人員的指導及協助，很容易出現沾黏的情況，這就是後來

阿嬤的左腿攣縮變短的原因。

　　復健過程處理得不好，就容易發生「沾黏」，沾黏就像把紙張黏回去時，有皺摺、重疊、不平整的交界處一樣，它對外界受力的反應，「一定」跟原來的組織不同，所以完整的復健非常重要，尤其是對於術後患者來說！

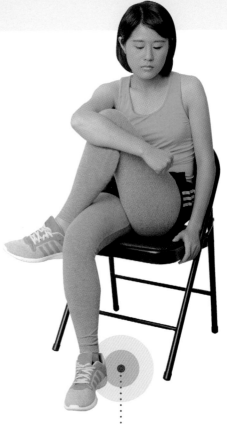

正確動作示範

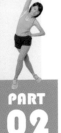

改善目標位置

大腿外側
髖關節外側

腳越接近身體
效果越好！

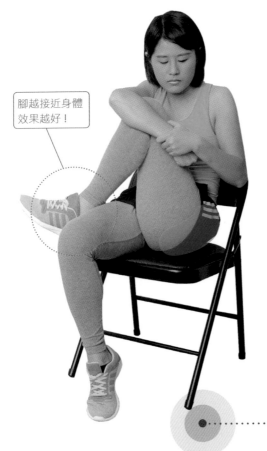

重點提示

左膝彎曲抬起靠近身體，雙
手環抱左腳，將左膝往右肩
處拉抱緊，大腿越接近身體
效果越好，左膝與右肩成一
斜線。若手力氣不夠，可請
外力幫忙向右肩推。

在鎖緊處停留兩秒，放鬆之
後再拉第二次。

連續十次為一組，加強可做
第十一次，在鎖緊處停留一
分鐘。然後換邊。

★髖關節、腰受過傷的人，
　可能特別感到痠緊。

★若盡力伸展卻仍不覺得有
　效、有感覺，或臀部也沒
　有緊繃感的話，可把腳踝
　向髖部靠近多一點再做，
　效果會更好。

★手抱的力道是否足夠。

★角度是不是夠斜。

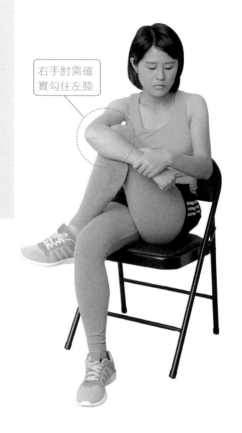

右手肘需確
實勾住左膝

誰特別需要？

1 自覺大腿外側特別僵硬的人

2 髖關節受過傷的人

3 雙腳明顯外八的人

4 運動項目常需要做「髖關節外轉」的人，例如：舞者

進階及補充法

躺做式

躺做式做法跟坐姿一樣。

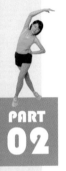

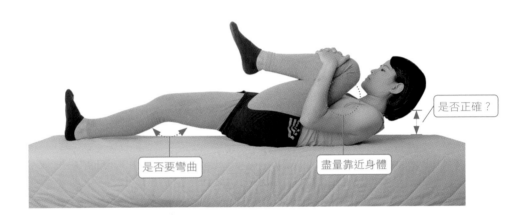

是否正確？

是否要彎曲

盡量靠近身體

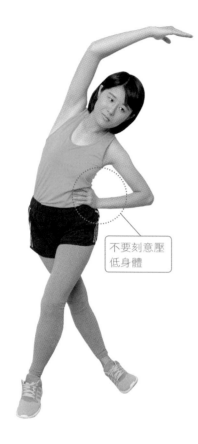

不要刻意壓低身體

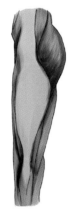

髂脛束結構

補充法——髂脛束伸展

　　髂脛束症候群好發於路跑、足球、騎腳踏車的族群，建議用以下方式舒緩。以右大腿緊繃為例，步驟如下所示。

步驟一▶左腿站直，右腳斜交叉在左腿後。

步驟二▶右手帶領右側腰走拋物線向左斜上方延展，不要刻意向左下方壓低身體。此動作可以延伸到整條右腿、右髖、右側腰，請留意右肩切莫壓迫，從鏡中看起來，右肩不是緊縮的，請自然放鬆。

步驟三▶跟其他動作一樣，延伸＋回復共花兩秒，每組請連續做十次以上。如果做完後左側感覺特別緊，可一併加強左側。

髂脛束摩擦症候群 vs. 彈響膝

★髂脛束

髂脛束（iliotibial band）是一條從大腿側邊，由闊張筋膜肌（tensor fasciae latae）與臀大肌（gluteus maximus）合併而成的纖維束，它涵蓋了整個大腿的外側一直至膝關節的外側，最終點有一些部分連接著臏骨及脛骨外側（的 Gerdy 結節）。

髂脛束是一種極為強韌的結締組織，除了能提供大腿做出外展、旋轉等動作之外，更有穩定膝關節力量，及協助膝關節作出完全伸直、（超過三十度的）彎曲、向外旋轉等功能。

★髂脛束摩擦症候群 vs. 彈響膝

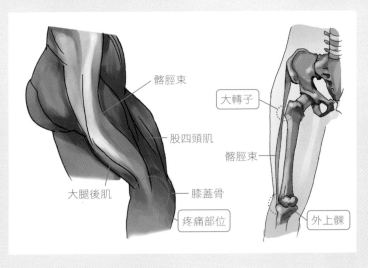

髂脛束

股四頭肌

大腿後肌

疼痛部位

膝蓋骨

大轉子

髂脛束

外上髁

疼痛部位

由於髂脛束只是「經過」，並不是直接連接在股骨的外上髁
（femoral epicondyle），而且它在膝蓋彎曲到（大腿與小
腿的夾腳）約三十度時，會被拉到最長；因此一些常須在彎
曲三十度位置承重的動作，如：上下樓梯、跑步、騎腳踏車等
等，都易使髂徑束在股骨的外上髁處（也就是膝關節外側）
形成壓力點，如果持續進行這種反覆性運動，而在產生疼痛
時仍不休息的話，會使髂脛束在股骨外上髁來回磨擦之下形
成發炎，疼痛就會因此加劇、形成痛點，甚至在膝蓋的外側
出現響聲或腫脹的現象，這種情形就稱為「髂脛束摩擦症候
群」（iliotibial band syndrome, ITB syndrome），而膝關
節的屈伸時出現的聲響就稱為「彈響膝」（snapping
knee）。

★成因

舉凡不當使用、過度使用都有可能造成髂脛束的不適。根據
經驗，馬拉松跑者、足球球員（需強力彎伸膝）、須頻繁上
下樓梯的人、騎長途腳踏車的人，都是好發族群。
以跑者為例，很多人在跑步時膝關節的內旋的現象會更加明
顯，這會使髂脛束的張力增加，導致磨擦現象更容易發生。
另外，O型腿、長短腿、腿部肌肉病變或萎縮、髖受傷、膝
部傷害等等，都可能會引發髂脛束摩擦症候群。
想要預防或緩解這種傷害，就是要在運動前、後做好髂脛束
的伸展，並且針對結構性的不均衡去治療，才易有明顯進步。

大腿內側緊繃釋放法

案例 髖關節不靈活　久困瓶頸期的運動員

志銘是體育系畢業的一名運動教練，他熱愛路跑，已經跑了十年。近半年來路跑成績一直無法進步，直到最近有一天他經由朋友介紹來我這裡調整，我發現他的髖關節因鼠蹊肌肉舊傷未完全癒合而出現緊繃且內旋，在幫他徒手鬆筋後叮囑他回去多做這個髖關節外展的動作。一個月後他再來，告訴我最近跑步的步距變大了，成績突飛猛進，原本大腿常緊繃的位置也不再容易僵硬。

另一位十多歲的亞慶，是學校的游泳校隊，家長花了很多心思栽培他，對他期望很高。原本他來找我也只是做身體的保養，但發現他也有髖關節內旋的問題，當然立刻就幫他調整處理。下一次來時，他告訴我原本已經停滯一年多的成績，最近有了突破，在一旁的家長竟然感動得握住我的手不停地感謝……

對專業運動選手來說，成績幾乎是證明自己的唯一憑據，太多人苦苦投入，但成績一直無法進步，遇到瓶頸期但不知道怎麼突破，只好繼續土法煉鋼地猛練，最後往往無法成就卓越，還練到受傷。

其實，人體只要不「通」，像是肌肉僵硬或受傷，運作起來就會不順暢，在需要大量使

用身體的運動選手身上，因運作不通暢所帶來瓶頸問題更為明顯。深陷其中的選手們因此容易在心理上的挫敗、沮喪、對自己產生懷疑，但其實，這可能只是身體的瓶頸點沒有解決而已，這類問題從專業的角度看起來，是不難解決的，沒有必要因此而失去自信心，或者毫無技巧性地繼續猛練，引起代償性的受傷。說穿了，是缺乏養護身體的知識、技巧問題而已！

運動員成績無法突破，有時候可能只是局部肌肉緊繃的問題而已，調整後再用持之以恆的伸展來維護，就可能突破瓶頸了。

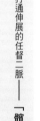

關鍵字講堂：內八與外八

內八

很多人以為手術結束，身體就能自己復原到正常的狀態，其實這是錯誤的觀念。其實我的看法是手術完成是一個問題的結束，但卻是另一個問題的開始。

髖關節內八，指的不是主動將雙足向內轉成為內八，而是一個人在放鬆站立的時候，髖關節的肌肉看起來就是向內旋的，這常導致膝蓋、腳踝也跟著呈現內八。不過也有髖關節（鼠蹊部）緊繃面呈現內八，但膝關節、腳掌卻呈現外八的情況。

大部分人的平常走路時雙腳掌都是外八，這是很常見的，因為人的髖關節本來就有外旋的能力，雙腳掌不一定會完全朝前。

髖部在放鬆站立時理想上應該是骨盆朝前，或略為外八的，但在這種運動員的案例中，卻呈現較少見的內八，而限制了他們的運動表現，並造成膝、足踝關節的代償性不舒服，這通常是運動過度，一直保持某種固定運動模式所造成。有時候也不定發生在運動員身上，平常人也有可能。改善之道只要用徒手治療，幫他把過度內旋的髖關節伸展開即可，或者在家自行進行這招伸展法，來鬆開骨盆肌肉。

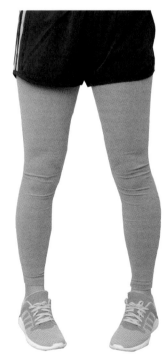

正確動作示範

重點提示
||||||||||||||||||||||||||

雙腳張開,將手抵住雙膝到有很緊繃的感覺的位置。

在鎖緊(最緊繃)處向外延伸兩秒後放鬆。

連續十次為一組,可在第十一次加強伸展,持續延伸一分鐘。

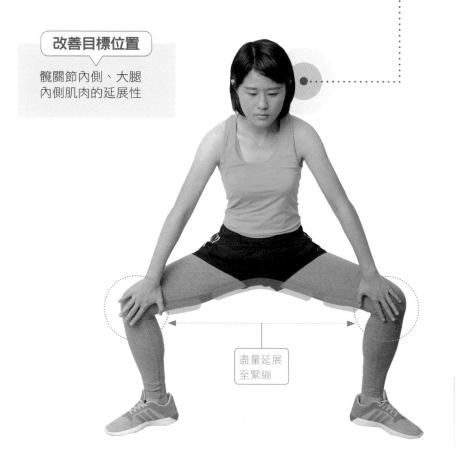

改善目標位置

髖關節內側、大腿
內側肌肉的延展性

盡量延展
至緊繃

★骨盆內側、鼠蹊部是否有被伸展到的感覺。

★延伸向外的力道是否足夠？若力道不足可將上半身略為傾斜，利用軀幹傾斜的力道來幫助施力。

誰特別需要？

1 髖關節過於內八，外轉度不佳的人。

2 大腿根部僵硬者，或其他想增加髖關節外展度的人。

3 髖關節受過傷的人。

4 長跑者、游泳選手、舞者，及常需要做髖關節外轉的運動者。

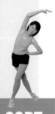

PART
02

打通伸展的任督二脈——「髖關節」

進階及補充法

鼠蹊部伸展

1.在床上也可以進行髖內側鼠蹊部伸展。

2.如圖，雙腳掌併攏，雙肘壓住小腿或膝蓋。

3.手肘向下、向外延展，在鎖緊處停留兩秒後放鬆。

4.連續做十次，可在第十一次延展到極限並停一分鐘。

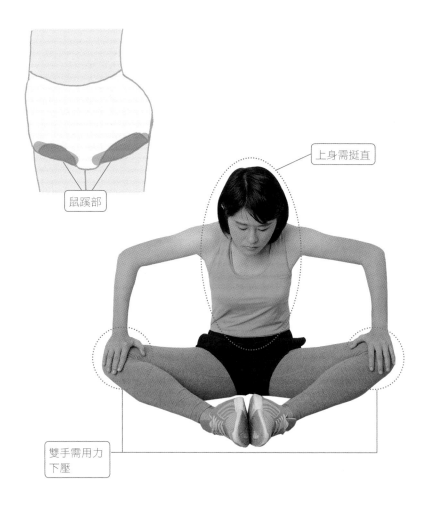

鼠蹊部

上身需挺直

雙手需用力下壓

股四頭肌伸展

1. 如圖，身體保持仰姿，手撐在地板。要伸展右腳的股四頭肌時，右腳彎曲、膝蓋朝前，左腳彎曲保持平衡。

2. 右大腿向前挺起，在最緊繃處停留兩秒後放鬆。

3. 連續做十次以上，可強化第十一次在極限處停一分鐘，效果更好。

4. 要伸展左側的股四頭肌時，換成左膝朝前。

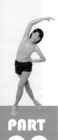

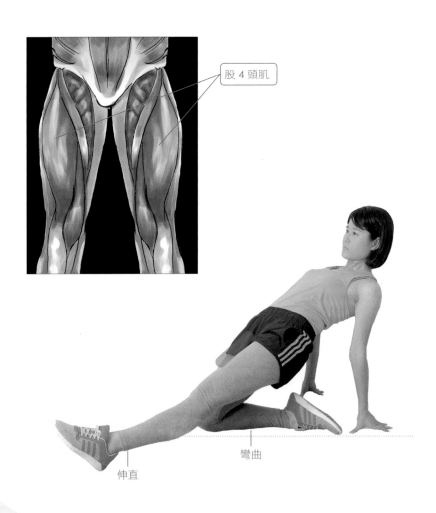

股 4 頭肌

伸直

彎曲

這個檢測是觀察髖關節的開展度，在做招式一～四之前，你可以先做一次Patrick Test，把它拍起來；持續做了一週或一個月之後，再拍一次。然比較前、後的差異，看看你的髖關節伸展，有沒有增加髖外轉的角度。

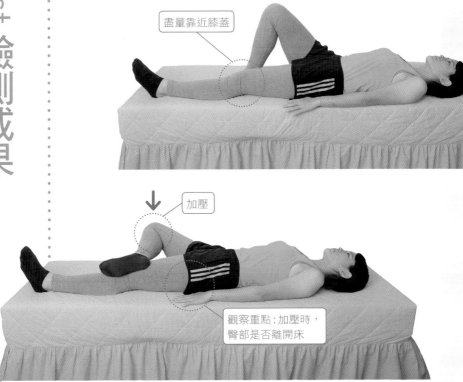

盡量靠近膝蓋

加壓

觀察重點：加壓時，臀部是否離開床

步驟一▶仰躺在床上、面朝天花板，右膝彎曲、左腳伸直，將右腳踝置於左大腿，靠近膝蓋處。

步驟二▶自己或請同伴用力按壓右膝向下，觀察左臀部離開床面多高，離得越高表示右髖關節的柔軟度越差；越接近床面表示右髖柔軟度越好。

步驟三▶右膝測試完換左邊，看兩邊髖關節的開展度是否一致。

　　原則上左、右髖的開展度一致最佳，有些全身柔軟度不佳的人，不僅臀部會高高抬起，連上半身、肩部都可能會整個離開床面，這種情況就不僅是髖關節僵硬了，而是全身的柔軟度都需要加強。

打通伸展的任督二脈——「髖關節」

PART 03

腰、腹，
決定全身柔軟度的第二關鍵

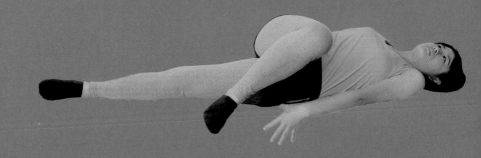

腰要軟，伸展腰就好嗎？

「腰軟」是很多運動的基本條件，像是瑜珈、體操、舞蹈等等，但是，想要腰軟，光伸展腰部是不夠的。

雖然以下我們要教的腰部伸展，的確可以為你增加些柔軟度，假設原本你直膝前彎時，手摸不到地板，但做完一或兩組腰部伸展後，可能立刻就能摸到。但是如果是高難度的動作，例如：下腰，光靠腰部一招是不夠的，需要的是全身的柔軟度。

想做到高難度動作，你應該做的是，搭配上、下半身的伸展，來增進「全身」的柔軟度，找出目前這個階段的瓶頸來加強伸展，才能一步步地增進全身性的柔軟度。至於怎麼找出瓶頸，你只要觀察在做哪組動作時，感覺特別緊就是了！

招式 **5**

下背部外臀舒展法

五十五歲的林媽媽長年腰痠背痛，花了好幾萬元買名牌按摩椅，也常常泡熱水澡，但都沒有明顯好轉。到醫院照X光後，醫師說是「腰椎過直」造成的，從X光片中看到，腰椎原本的前凸的弧度已完全消失了，五節由上而下排列為一直線，而且最底部的第五節腰椎已經變形，但目前並沒有進一步病變（例如：骨刺），所以醫師只教了她幾個動作，讓她回家每天做，說可以改善腰痠背痛……做了一陣子之後，腰痠雖然更好了一些，但只要一天忘了做，痠痛又重蹈覆轍。

通常來我這裡調整的患者，即使是情況最嚴重者，一週一次調整就算頻繁了，但林媽媽她第一次來過之後，竟然隔日又來，這種情況在我三十多年的經驗中，可說是非常少見，可見她的疼痛應該是已經很接近忍耐的極限了！我判斷她腰椎過直的成因，可能是睡了十幾年的榻榻米所造成的。沒錯！睡榻榻米有可能造成脊椎變形喔！

其實，或許今天她因為腰痠難耐而就醫，是她的「福氣」，為什麼說痛卻是福氣呢？因為，假設她繼續拖延，不排除有長出骨刺的可能性，如果骨刺壓迫到神經，到時候可能根本

無法坐下來，一坐下就疼痛難耐、坐立難安；不僅如此，為了切除骨刺，還必須進行具有危險性的脊椎骨刺切除術，屆時受的罪就肯定不是現在腰痠背痛所能相比的了。

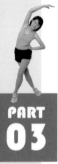

關鍵字講堂：(1) 腰椎過直　(2) 選對床、枕

榻榻米很硬，跟它相比，我們的肌肉、脊椎相對柔軟，所以長期「硬碰軟」的角力之下，一定是榻榻米「硬改」掉脊椎天然的彎曲角度；而脊椎天然的彎曲度變形了，當然會引起腰痠背痛啦！

有關於脊椎的天然幅度，我們在本書的其他章節Ｐ已經提過，這裡就不再多談，這裡希望讀者了解的基本概念是：

第一，腰椎在人體的中線上，它若無法保持適當曲度及彈性，勢必連帶改變胸椎及尾椎的幅度，所以疼痛不僅在腰，還很容易擴及上半身及臀部，讓你有一種「全身都痠痛」的誤解。

第二，腰椎位在「承上啟下」的關鍵位置，它的柔軟度重要性僅次於髖，所以你一定要學會「選對床、枕」，並且在感到腰痠背痛時，強化本招的伸展動作。有時候甚至先從腰開始伸展，就會感覺到症狀在幾分鐘內，竟好了一半以上。

腰椎過直

人的腰椎有 5 節，它的形狀應該是微向前凸出的，這個彎曲的角度是承接著上面的胸椎，連接著下端的尾椎而來，5 節的脊椎是不應該成一直線的。平躺時，腰椎與床之間，應該有個微小的空隙，大約可將手掌平放進去，有些人的空隙較大，有些較小，但就是不

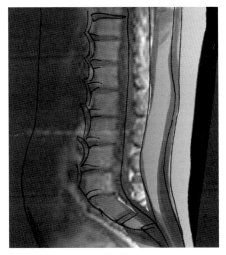

△ 5 節的腰椎不應該成一直線

會像胸部、臀部那樣緊密地貼合著床板。

　　榻榻米比較硬，長期睡在上面，有彈性的脊椎自然會去適應它。睡在上面時腰部是懸空的，睡一整晚沒有支撐物，肌肉可能變得較緊繃，骨盆、胸部也會略向前傾，長期的讓腰椎懸空的結果，腰椎就會慢慢地被拉直，原本應該前凸的弧度，逐漸不見了。所以從 X 光片看來，腰椎的 5 節完全是一條線垂直的，這就是在榻榻米、胸椎、骨盆的互相角力下，位處中央、只有 5 節的腰椎，最後被迫改變形狀。

　　腰椎過直，胸椎、尾椎也不太可能是正常的幅度，多多少少會受到影響，但因為腰椎相較胸椎、尾椎來說較缺乏外在保護，結構較容易受影響，所以常是症狀最明顯的位置。

　　站立的時候，過直的腰椎會直線把壓力集中在最底層的第五節，長期下來就可能造成第五節病變，像是變形、滑脫或骨刺，這些異狀一開始是以痠痛方式表現，但等到照 X 光片發現時，往往已經需要動手術了！

　　所以，想要避免腰椎過直，就要慎選床、枕，提早做預防。

選對床、枕

　　床、枕選得好，脊椎在睡眠的八小時中，可維持最好的弧度，提升睡眠品質，睡醒後如果神清氣爽，就是睡眠品質好的直接表現。別小看這安靜無聲的八小時，長期下來，床、枕對生活滿意度的影響可是非常大的！

　　大部分人睡覺時都會滾來滾去，正面、側面、趴睡……或彎或斜的姿勢，不必然都會維持所謂「脊椎的最佳弧度」，但這都是正常的。一個「好床」的要件，是它的硬度、彈性能良好地支

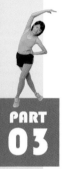

撐脊椎，觸感能讓皮膚覺得舒適。

　　每個人對床墊硬度、彈性的需要不同，這是因為每個人的身體都不一樣的關係，最好的選擇法就是親自到店家去試躺，原則上仰躺時，胸部、臀部會與床墊緊密貼合，腰部會感覺到床墊微微向上的支撐感，腰與床墊間，還是可以塞得下平放的手掌。試躺的時間，至少要十分鐘才準確，仰躺、側躺都要試試看，仔細感覺身體是否適應這張床墊。

　　每個人適合的床墊都不一樣，對自己來說過硬的床墊，會造成局部的壓迫、不適，甚至前面提到的脊椎變形；過軟的床墊，缺乏足夠的支撐力，甚至使身體下陷，仰躺的話，從側面看來變成一個「Ｕ」型，這時腰椎就不是正常的前凸，也不是直線，而是向後凸出，同樣是不良的姿勢，無法提供良好的睡眠品質。

　　材質上面，要兼顧夏天不悶熱，選擇較透氣的材質，一般來說乳膠、矽膠類較為悶熱，如果想選擇這類材質的話，可另外加購外罩或可提升涼感的墊子。

　　另外，床墊的保養很重要，最少每三個月要翻面一次，否則床墊也是會變形的，變形就會破壞睡眠品質，再貴、功能再多的床墊效果都會打折扣。

　　枕頭方面，選購原則是符合頸椎的弧度，頸椎跟腰椎一樣略向前凸出，因此為了能在睡眠時在天然的弧度上保持放鬆，就要選擇合適自己頸椎的枕頭。

　　厚度跟材質是關鍵！厚度上，因為每個人的頸椎彎曲角度不同，「頸椎到床面的距離」就不同，所以枕頭一定要試用過才能找到合適的。材質上，要考慮軟硬度跟透氣度，有些材質密度很高，支撐力強，也較不透氣；而太軟或太薄的羽毛枕，也可能對

頸椎缺乏支撐力。

　　選枕頭至少也要試躺十分鐘以上，仰躺、側躺都要試試看，通常側躺時需要較厚的支撐，仰躺時較低，所以有些廠商將一個枕頭做成兩種高度，中間較低、兩側較高，不過這種枕頭是否實用，還是要看使用者睡覺時的習慣。

　　仰躺時，枕頭不只是支撐頸椎，下緣還要能支撐到肩部上緣，也就是從肩部上緣到頭全都感覺舒適地陷入枕頭中，中間沒有空隙。躺了十分鐘以上，感覺最舒適的那顆枕頭，就是最適合你的。

正確動作示範

髖部、臀部、下背部

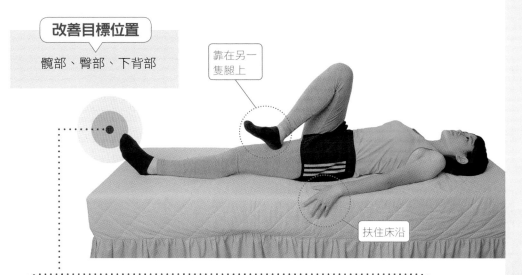

靠在另一
隻腿上

扶住床沿

重點提示

仰躺在床上，右手扶住床沿，右膝抬起轉向左側，左腳留在原位。

左手扣住右膝向下壓，到鎖緊（最緊繃）處停留兩秒再放鬆。

連續十次為一組，可在第十一次持續延伸一分鐘。然後換邊做。

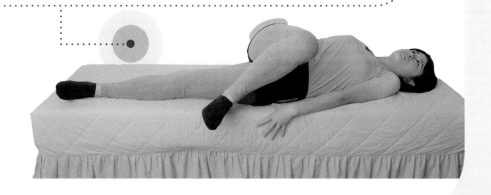

誰特別需要？

1 腰部受過傷的人。

2 常腰痠背痛的人。

3 想增加腰部柔軟度的人。

PART 03

腰、腹，決定全身柔軟度的第二關鍵

PART

04

背部，

關於脊椎側彎、胸悶、駝背……等的疑難雜症。

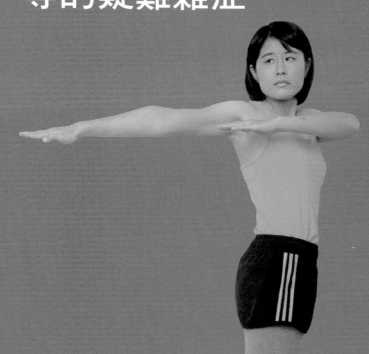

膏肓夾背舒展法

背部，關於脊椎側彎、胸悶、駝背……的疑難雜症。

案例 落枕五日不成眠 拔罐居然更嚴重

一位大學教授因落枕來到我這裡，襯衫掀開一看背後竟佈滿十多數大大小小的「血印」，一問之下才知道距離第一次落枕已經兩週，國術館的師傅為了幫他「疏通經絡」，在背部弄出十多個拔罐後的圓形血痕。

不過，教授說拔罐後不但沒有痊癒，還整整五天幾乎沒有入眠，因為拔罐後的落枕情況居然「更嚴重」！他百思不得其解地問我：「黃老師，怎麼會越拔愈嚴重呢？」……

關鍵字講堂：(1) 拔罐　(2) 落枕

　　身體是很誠實的，不論市井小民、大學教授、貧窮或富有的人都一樣，每個人都只有一副身體，當你不能善待它，它就會很坦誠地用不舒服的症狀來警惕你。

　　不知道你有發現嗎？落枕發生在肩頸，但我們這裡卻把它放在「背部」的單元來談，這是為什麼呢？請不要誤解，我們並沒有弄錯。

　　事實上，落枕的症狀的確是肩頸僵硬，但是它的成因是肩頸的氣血堵塞所造成；通常，肩頸的氣血不通，往往與背部的僵硬有關，也就是説，通常一開始硬的是背，然後才擴及肩頸。而一般人都是等到肩頸不能動了，才發現自己落枕，而有些對身體比較敏感的人，在發生前幾天就會感覺到身體火氣變大，或者背部、臀部肌肉僵硬，如果在此時就勤做背部、肩頸伸展，就不容易惡化成落枕。

　　所以，從「夾背」來紓解落枕，是一種從根解除壓力的方法，當背部被疏通後，再進行肩頸伸展才更有效果；相反地，如果落枕時「只」針對肩頸拉筋，通常效果很有限，或感覺過於疼痛，而無法順利進行下去。

拔罐可以解除落枕的問題嗎？

　　拔罐的目的，是利用外部的強大吸力來疏通較深層的肌肉，可以在短短的幾秒內就解除按摩按不到的痠痛點。拔罐常被坊間的按摩師傅拿來當成輔助工具，但如果停留的時間太久，就會出現紅紅圓圓的血印。

　　拔罐本身不是壞事，但方法對不對很重要，效果差很多！

在拔罐之前可先進行熱敷，用熱毛巾或熱敷墊都可以，大約敷十到十五分鐘。這麼做的目的是促進血液循環、放鬆軟組織，讓拔罐的效果更好。接下來進行拔罐時，最重要的是吸力跟時間的控制，原則上吸力要控制在尚可滑動罐子的程度，吸力太強可能連肌肉層都被吸起來，就會造成肌肉的微小傷害，因此，時間不要太久，否則易造成微血管破損。

拔罐後有些地方有血痕，有些則沒有，但並不是說有血痕才有用，或越紅越有效，其實只要吸力足以疏通阻塞的部位，令人感到舒暢即可。

有深色的血痕表示微血管已經破裂出血，就會造成輕微的發炎；可能有些師傅會告訴你，把全部緊繃的位置都拔出淤血來，再一次讓它全部復原就會好，這就是我們例子中大學教授的情況，當他去找師傅拔罐時，因為落枕，整個背部可說是「鐵板背」，而按摩師傅認為要下重手，讓它嚴重發炎後一次好轉，但卻造成教授五天無法好好睡眠。遇到這種療法，也沒辦法說他絕對錯，可能復原後也是有效的，但絕對是一種激烈的療法，端看病人能不能接受。

不過原則上，採用疏通的方法比較不會造成筋骨傷害，而引致當事人的生活困擾；而且，因為落枕可能已經引起發炎了，如果再激烈拔罐，將會助長整個背部都處在發炎的狀態，在未全部復原之前，落枕造成的肌肉僵硬還依然存在。

此外，拔罐還有一個重點，就是要順著肌肉走向，或是中醫說的「經絡」，並不是哪裡緊就拔哪裡，否則的話只會越拔罐越糟糕。

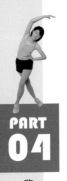

落枕的自救法

　　落枕是家庭常見的小問題，不過這個「小問題」卻常令當事人超級痛苦！其實，落枕是可以預防，也可以自救的。

　　有些人的體質較難以調節天氣變化，尤其是熬夜、過勞……等狀態較差的時候，這時多休息當然是最好的方法，但若真的沒有辦法，亡羊補牢之道就是多做伸展，可用本書招式九、十的肩頸伸展法，加上本招「膏肓夾背法」，來改善落枕。

　　理想的自救法，步驟如下：

　　第一：熱敷肩頸、背部十到十五分鐘，每休息五分鐘後可再敷十到十五分鐘。（如果剛拔罐過造成血印，請改成冰敷）

　　第二：招式九或十加上招式六「膏肓夾背法」，做到立刻舒緩的程度。

　　第三：加強肩頸伸展，在特別緊的地方可增加伸展次數。

　　另外，有很多人問到，落枕是枕頭選錯了嗎？其實跟枕頭沒有絕對關係，跟肩頸的血液循環不良比較有關。但如果擔心是枕頭太低造成，請參考我對挑選床、枕的建議。

　　用對了正確的方法，困擾你多日的落枕，可能在幾個小時內就能改善大半了。下次落枕時，請先不必找按摩師傅，自己試著處理看看吧！

正確動作示範

背部，關於脊椎側彎、胸悶、駝背……的疑難雜症。

改善目標位置

肩胛骨、上背部
肩頸

重點提示

如圖，雙手緊握，
雙肘靠近在背後。

把「肩胛骨」用力
向脊椎中線夾緊，
在鎖緊處停留兩
秒後放鬆。

要連續做十次，可
在第十一次持續
延伸一分鐘。

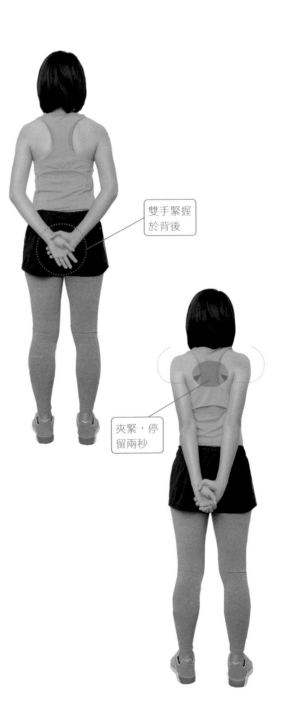

雙手緊握
於背後

夾緊，停
留兩秒

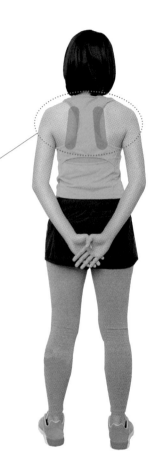

向下壓，而沒有
使用肩胛骨向脊
椎中線夾緊

回顧效果再確認

★背部、肩頸受過傷的人剛做
　時會比較辛苦，請繼續努力！
★雙肩胛內夾時，手的旋轉力
　道要足夠，才有效。

誰特別需要？

1 久坐的上班族。

2 久坐的學童（預防長成駝背或佝僂）。

3 脊椎側彎、駝背的人。

4 因駝背而造成的胸悶的人。

5 肩頸僵硬、落枕的人。

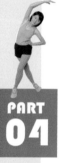

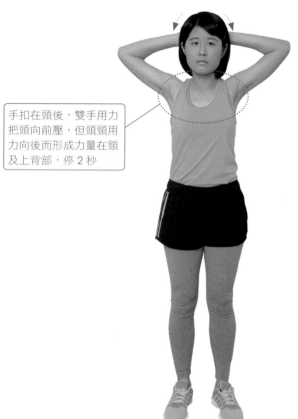

手扣在頭後，雙手用力把頭向前壓，但頭頸用力向後而形成力量在頸及上背部，停 2 秒

進階及補充法

步驟一 ▶第二種是雙手交握。

步驟二 ▶雙手好像被用力拉著一般，延伸向後面無限遠處。

步驟三 ▶雙手從臀部到延伸最遠處鎖緊處算一次，要在鎖緊處停留兩秒，請連續做十次以上，並可在最後一次持續延伸一分鐘來增加維持的效果。

注意事項：

　　舉起幅度因人而異，但原則上請盡量接近極限，但請留意軀幹不要因此變成駝背。但請留意力量宜漸進式增加，以免過猛而受傷。

招式 **7**

上身兩側旋轉伸展法

案例 **脊椎側彎即便輕微　都破壞生活品質**

十一歲的亞婷是個國小五年級的學童，她被醫師診斷有輕微的脊椎側彎，但還不嚴重，所以毋須治療。亞婷喜歡體操活動，學體操已經四年，但每次做跟平衡相關的動作，總是有些瓶頸難以突破，讓她很沒信心。

她第一次來到我這裡調整體姿時，我就教她這個招式回家做，經過幾次體位調整加上她自己的練習，現在她說，身體感覺不再右邊鬆、左邊緊，覺得自在很多。據說體操教練也稱讚亞婷的動作準確很多、平衡感更好，表現出來的自信光采也跟以前不同了！

關鍵字講堂：脊椎側彎

脊椎側彎指的是從背後看，脊椎並沒有在身體的中線上，呈現異常的彎曲形狀。脊椎側彎有分輕、重，一般被醫師判定在二十度以上才算是真正側彎，也就是說到這種情況醫師才會進行治療。

但是，脊椎側彎其實在學童身上並不罕見，在兒童期、青少年期的孩子，因為還在持續發育中，尚有成長空間，通常被判定為「功能性側彎」或「假性側彎」，也就是還沒定型，還有可能恢復正常的側彎。

一聽到脊椎側彎，很多家長第一個問的都是「為什麼會發生？」，其成因很多，可能是天生就如此或後天姿勢不良，其中更多因素是「原因難究」。

一般孩子的脊椎側彎是在學校的健康檢查中被發現的，通常情況並不嚴重，所以醫師很少建議積極的治療方法，但實際上，假性側彎不一定會自己好，如果孩子後來有從事正確、足夠的運動，就可能會改善，否則可能延續到成年而定型。

其實，定型也不一定會大幅影響生活，但根據脊骨神經的理論，它的確可能影響到情緒或臟器的運作，造成生活品質下降、身體的亞健康或情緒困擾，這也就是西醫的脊骨神經學，以及我們東方的經絡學、整骨術所強調的：「龍骨要正，身心才會平衡」。然而，在成人身上，脊椎側彎較難調整，尤其是二十度以上的側彎，不靠手術幾乎無法有效處理。

我們在本書 Part4，特別針對脊椎側彎提供了一套可減輕症狀的伸展法，有需要的讀者可參閱，但建議有確認脊椎側彎的患者先諮詢專科醫師的專業意見後才進行。

正確動作示範

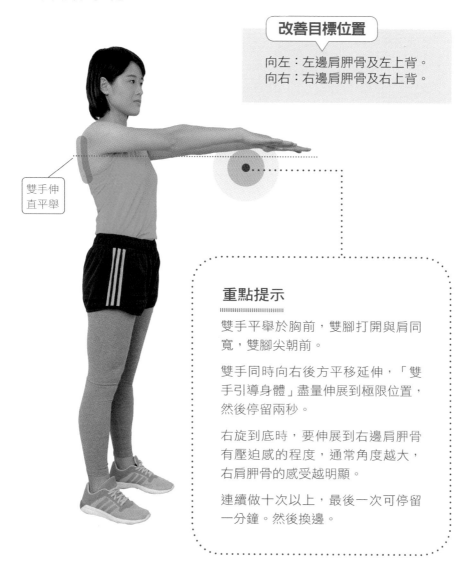

改善目標位置

向左：左邊肩胛骨及左上背。
向右：右邊肩胛骨及右上背。

雙手伸
直平舉

重點提示

雙手平舉於胸前，雙腳打開與肩同寬，雙腳尖朝前。

雙手同時向右後方平移延伸，「雙手引導身體」盡量伸展到極限位置，然後停留兩秒。

右旋到底時，要伸展到右邊肩胛骨有壓迫感的程度，通常角度越大，右肩胛骨的感受越明顯。

連續做十次以上，最後一次可停留一分鐘。然後換邊。

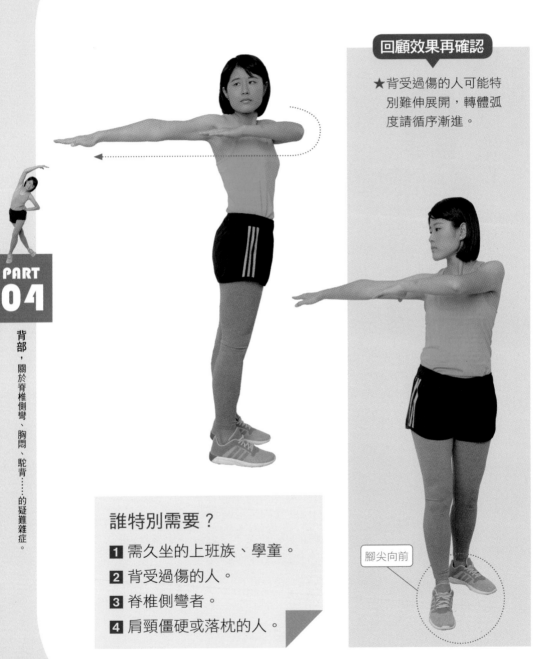

回顧效果再確認

★背受過傷的人可能特別難伸展開，轉體弧度請循序漸進。

腳尖向前

誰特別需要？

1 需久坐的上班族、學童。

2 背受過傷的人。

3 脊椎側彎者。

4 肩頸僵硬或落枕的人。

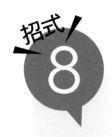

招式 **8**

後挺上背壓放鬆法

十四歲的心怡是一名國中生，她的身材可用「瘦骨嶙峋」來形容。但初次見面時，令人印象最深刻的不是瘦，而是她小小的年紀，就有像老人那樣佝僂的體態，雖然平常走路時，腰還不至於彎到需拄拐杖的程度，但她的背部肌肉僵硬、緊繃、有些駝背，而肩頸的肌肉在平常不用力的時候，也呈現縮脖又聳肩的形狀。才小小的年紀體態卻像小老兒，這種情況真的很罕見！

前幾次幫她做上半身伸展時，我花費了很多功夫，尤其在教導她正確的觀念上，花了不少時間，畢竟這個年紀的孩子如果不懂得自我調整，只靠大人在旁邊耳提面命的話，效果通常不好，如果自己沒有正確的觀念，趁大人不注意時還是會繼續駝背。

雖然人難免會有駝背鬆懶的時候，但時間一久，就容易形成駝背的樣子，再加上沒有運動、鍛鍊肌肉的習慣，背部就會越來越僵硬而定型，導致氣血循環差，看起來也沒精神。

這個年紀的孩子已經開始在意自己的外貌、體態，家長可以趁著這個時候，教導孩子正確體姿的概念，培養由內而外的美麗。本招式就是我教導心怡用來調整肩頸的動作。

關鍵字講堂：駝背

　　「駝背」是一個老掉牙的問題，幾乎所有孩子在成長的過程中，都聽過父母叨唸過「不要駝背」四個字。而所謂「駝背」，指的是跟標準體姿相比，後背的彎曲度更大，肩膀更往前的姿勢。這個動作會對軀幹內的內臟，和胸部內的心臟、肺臟等器官產生壓力，長期之下，容易產生內臟的不舒服或胸悶。

　　前面提到的心怡，駝背已經好幾年了，時間一久，軀幹後背的肌肉會被拉長、軀幹前側的肌肉則會縮短，造成肌力的不均衡，所以她剛開始做很多矯正動作時，都會覺得不太適應。

　　成長中的孩子被告誡不能駝背的原因，是預防孩子的「骨骼」長成駝背的樣子，往後很難矯正，但是，即使已經長成駝背，只要情況不是很嚴重，都能藉由伸展來獲得紓解，怕的是「骨骼」長得不好或歪斜，就很難靠伸展來改善。得到紓解的人，立刻就會覺得神清氣爽，胸口的一股鬱悶煙消雲散了！

　　有運動習慣的人，比較不會受駝背所苦。主因是不管哪項運動，通常會強調「核心肌群」的使用，核心肌群泛指腰、腹、骨盆等位置，它位於人體的中心，是最主要的肌肉群，是保持體姿穩定最重要的肌群。不管哪項運動都需要軀幹維持一定的穩定度，所以當運動的人鍛鍊了核心肌群，腰腹直了，就不太有駝背的問題，即使偶爾有，也會在運動過程中被矯正回來，這也可說是運動的優點之一啊！

　　所以，想矯正駝背，可以多做本招的伸展，甚至多強化幾次本書中其他上半身的招式，一定會對你有幫助的！

正確動作示範

改善目標位置

肩胛骨以上的肩、頸
及上背部

回顧效果再確認

★請觸摸肩頸肌肉，看
　是否在無意中僵硬，
　要提醒自己放鬆。

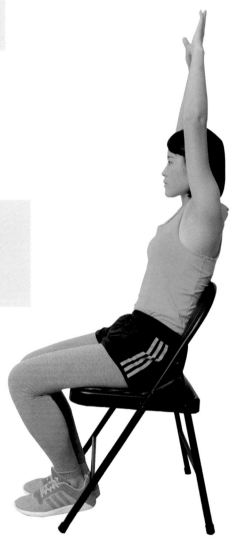

重點提示

找一個有椅背的椅子坐下。請留意椅背必須穩定不會偏移，且椅背上緣大概接觸到肩胛骨的下緣。

雙手伸直於頭頂，掌心朝天花板，骨盆坐正，肩胛骨要一直靠在椅背上。

雙手帶著身體向「後上方」延伸，在鎖緊處停留兩秒後放鬆。連續做十次以上，可在最後一次維持延伸一分鐘。

請留意肩頸、脖子及上背部要放鬆，肩頸是被動地被手帶領而延伸，而不是刻意去夾肩頸。要做到肩胛骨以上、肩頸及上背都有感覺被延伸到的程度。

可讓另一人在旁輔助，來加強效果，但需留意循序漸進式地增加力道。做法是在後方握住手掌，往斜後上方加強拉力。

向後上方
延伸

誰特別需要？

1️⃣ 肩、頸受過傷或僵硬的人。

2️⃣ 肩胛骨及上背部附近受過傷或僵硬的人。

3️⃣ 常背側背包的人。

進階及補充法
補充版

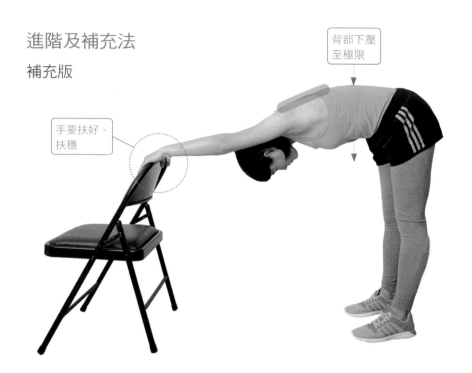

背部下壓
至極限

手要扶好、
扶穩

1. 找一個跟臀部等高的攙扶物，像是桌面、椅子、欄杆……都可以，雙手與肩同寬扶好，調整身體與攙扶物的距離，必須要讓上半身跟手臂都足以得到伸展。
2. 背部主動下壓到極限，停留兩秒後放鬆。
3. 連續十次以上，並可在最後一次停留一分鐘。
※請注意肩頸及上背部保持放鬆，如果自己已放鬆了卻仍感覺到壓迫，可能是站立位置太靠近攙扶物。

05
PART
肩頸
伸展法

招式 **9**

頭頸向前舒展法

案例 年紀輕輕愛低頭　小心頸椎老化病變！

　　根據外電報導，美國一名十四歲少女，每天長時間低頭滑手機，頸部常常感覺疼痛。就醫後發現她的頸椎角度異常，正常的頸椎弧度是向前彎約四十度，但是她的頸椎彎曲度不但變小，還往反方向彎曲，醫師稱之為「手機頸」。目前，少女靠著肩頸伸展運動和醫師推拿調整，希望能避免進一步的病變，讓頸椎恢復成自然弧度。

　　另一名台中的三十五歲男子，因雙手痠麻無力、肩頸疼痛就醫，醫師發現他愛滑手機，每晚下班後幾乎天天都躺在床上玩三小時以上，導致第四～六節的頸椎椎體變形、椎體的間隔變窄，並有明顯骨刺，退化情況竟像七十幾歲老人。醫師說，躺在床上滑手機，頸椎受到的壓迫更大；若每天連續滑手機一小時，一個月後就會造成頸椎傷害。

關鍵字講堂：低頭族與「頸背僵硬症候群」

近年來 3C 產品全面攻佔全球，不管在哪裡都有人情不自禁地「滑、滑、滑」。不知不覺中不斷地「低頭中」，給頸椎、眼睛帶來莫大的壓力，助長了病變和老化。

我們直視前方時，頸椎是延伸挺直的，這時的頸椎的壓力是最小的。低頭向下看時，頭越低則頸椎的受壓就越大。若再加上習慣性地駝背，就會引起所謂「頸背僵硬症候群」，也就是包括落枕、頸椎不適、駝背、肩頸僵硬⋯⋯等等綜合性的症狀；這種症候群一開始可能是因為某個錯誤的姿勢，後來時間一久，就很難區分出成因跟症狀之間的因果關係了。

所以，我建議低頭族多做招式九跟十，另外在本書後面章節有針對低頭族的加強伸展法；已經有駝背的人，請再強化前面的上背部伸展、左側及右側旋轉⋯⋯等上半身動作，如果能每天做，做得越深入越好，相信不出幾天就能看到明顯的好轉了！

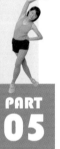

正確動作示範

改善目標位置

頸部後側、肩膀與頸部連接處的斜方肌

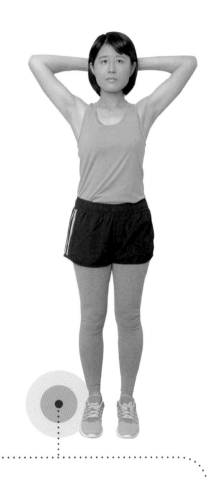

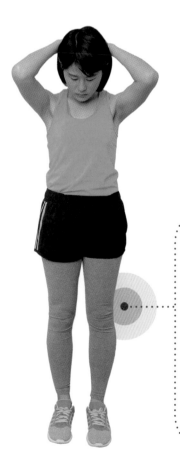

重點提示

雙手交握於腦後，肩頸都完全放鬆。

雙手將頭往頭頂的斜前方延伸，感覺到後頸部肌肉被延展開的感覺，甚至連背部上緣都可能有感覺。

在最緊繃處停留兩秒後回正，要重複做十次以上，可在最後一次最緊處停留一分鐘。

★肩頸有受過傷，或情況嚴重的人，每次可多強化兩到三組。

★不能戒掉連續低頭划手機的人。

誰特別需要？

1 低頭族、電腦族。

2 駝背、落枕的人。

進階及補充法

補充版——左、右 45 度點頭姿

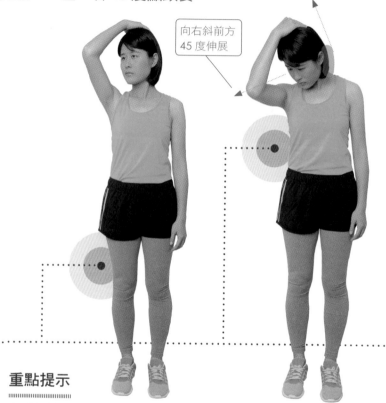

向右斜前方
45 度伸展

重點提示

右手扶住頭頂，將頭部往右斜前方約 45 度點頭伸展，延伸得越遠越好，會感覺到左後側的肩膀肌肉被伸展到。

在鎖緊最緊繃處停留兩秒後放鬆回正，請重複十次以上，可在最後一次最緊處停留一分鐘。然後換邊。

做熟之後，這個方法可以進一步衍伸，不僅限於 45 度，只要前半部都可使用。

伸展時，脖子與軀幹放鬆但需固定在原位。向右前伸展時，請留意上半身保持固定不被拉走，脖子是被動地被延伸才對。

招式
10

肩頸兩側舒展法

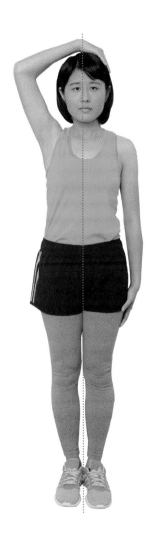

改善目標位置

左、右兩側肩頸肌肉

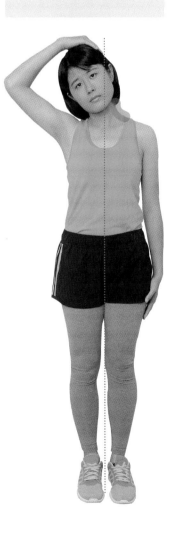

121

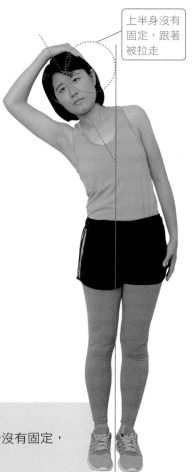

重點提示

肩頸放鬆，把右手扶住左側頭部耳朵上方處，以拋物線路線向右肩方向延伸，感覺到左邊肩頸深處肌肉、筋膜被伸展開來。

在最緊繃處停留兩秒後放鬆回正，連續做十次以上，可在最後一次的最緊處持續延伸一分鐘。然後換邊。

上半身沒有固定，跟著被拉走

回顧效果再確認

★易做錯的點：上半身沒有固定，跟著一起被拉走了。

誰特別需要？

1. 駝背、落枕的人。
2. 肩頸僵硬的人。
3. 肩頸附近曾受過傷的人。

PART 06

專家保養術
讓你無痛軟Q到 80

每天都要伸展 「脊椎彈性」天天復原

身體雖然能隨著動作改變而彎來彎去、折來折去，但其實脊椎本身有它的天然弧度，當我們能常保持它的天然弧度，脊椎跟周邊的組織，運送血氧及神經傳導的效率就會更好，讓我們身心都感到舒暢無比。

因為脊椎連接著通往身體各處的神經，就像一條高速公路的主要幹道一樣，如果脊椎的天然弧度被破壞了，勢必影響到神經傳導。而且，脊椎有它天然的 S 型，這個 S 型有轉換壓吸避震的效果，也是最適合身體運作的弧度。如果因為姿勢不良導致肌肉僵硬，輕則壓迫神經或血管，造成神經傳導不順暢，產生痠、麻的感覺，或使血液循環變差；重則使脊椎變形，引發相關病變，像是：椎間盤突出、脊椎滑脫、骨刺……等等。

像前面我們提過的案例，「睡榻榻米十幾年　腰椎過直險開刀」一樣，一開始的原因是用了不適合的床，但時間一久，在惡性循環之下已經很難分辨，是姿勢不良造成肌肉僵硬、筋骨疼痛，或是肌肉僵硬使得姿勢無法恢復正常，而形成因果關係錯縱複雜的現象。

從原理來看，人的動作是經由肌肉收縮而在關節處形成的，雖然肌肉在收縮後

就會放鬆，但通常不會 100％放鬆，所以如果肌肉使用頻繁的話，會慢慢累積緊繃感也是很正常的。如果再加上肌肉因某些不良的使用方式，在無意中形成了小撕裂，這些小撕裂在癒合後會形成小小的瘢痕，這些小瘢痕也會慢慢累積，累積到一定程度的時候，就會形成大瘢痕及硬塊。瘢痕及硬塊的存在，會影響到肌肉收縮與放鬆的流暢度，再經過一段時間之後，就可能壓迫到脊椎。

所以，常常伸展脊椎附近的肌群是很重要的保健法，其實不要說人類了，連貓、狗、各種動物每天都在伸展，但身為萬物之靈的人類，卻因過度文明化反而忘記了這個本能，結果導致健康每況愈下。

為了及時把每天累積的壓力都排掉，不讓這些潛在的緊繃、不順暢影響身心，我們一定要培養常常伸展的習慣。說實話，潛在的最難發現！有很多人，特別是中年男人，壓力累積了幾十年一直沒有充分抒發，直到背變成了鐵板背、腰不能彎、脖子不能轉……才意識到自己的生活方式有問題，然後花更多錢去按摩，或者束手無策地繼續抱怨……

其實，這真的沒有這麼難！讓我來告訴你，你只需要「每天伸展」就好了！

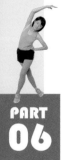

PART
06

專家保養術 讓你無痛軟Q到80

**專家
小辭典**

脊椎的天
然弧度

人體的脊柱包含有：頸椎（7節）、胸椎（12節）、腰椎（5節）、及骶椎，而健康的脊柱會形成S型的曲線；分別是頸椎向前凸、胸椎向後、腰椎向前、骶椎向後。S型弧度的脊柱有著一定的意涵及功用，它本身具有一定彈性，可分擔壓力並有避震的效果，但這弧度會因不同的動作而改變，所以弧度改變的脊柱會有不同的問題出現。過度的改變可能讓脊柱變成過度伸直、過度前彎、或側彎，而造成的傷害可能是輕微的腰痠背痛，嚴重者則可能使體內器官被壓迫。

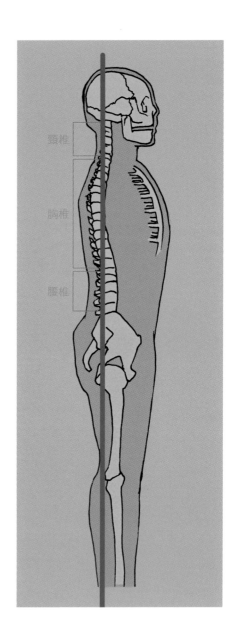

頸椎

胸椎

腰椎

伸展都一樣？五個族群的伸展要點

For 久坐族
請每半小時起身伸展

常犯毛病
下背痛、椎間盤突出、臀部肥大、頸椎壓迫或磨損、肩頸僵硬、駝背

伸展處方
1 ▸ 在 10 招之外請加強上半身的招式 5～10。
2 ▸ 「招式 3」可減緩臀部的痠痛現象，坐姿給脊椎的壓力，比站姿大很多。

不要以為沒有運動就不需要伸展，其實，肌肉僵化固定在同一位置太久，因為地心引力的影響，還是會產生壓迫，這種情況更需要伸展。

除了每半小時起身動一動之外，選擇貼合自己腰部的「靠腰」放在椅子上，並常常提醒自己收緊核心肌群，都有助於提升血液循環，讓你感到更舒暢。而這些好習慣，對久坐族來說，是一定要養成習慣的保健功課。

For 運動員
暖身、收操、日常保養

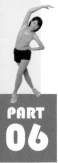

> **常犯毛病**
>
> 自以為體能超群，暖身、收操不夠深入，導致全身各部位的急、慢性傷害不斷累積，尤以自己最常使用的部位為甚。

> **伸展處方**
>
> 每日各大肌肉群伸展一次當保養。主運動前、後各做 10 ～ 15 分鐘伸展做為暖身及收操。

前面曾提過的案例「暖身有做，為什麼職棒選手還在第四局受傷？」，暖身的意義不是只在提升體溫，還要確實運作到接下來訓練用的組織，所以不是天氣熱或汗如雨下，就代表身體已經夠暖了，「暖身」這個詞的意思不能只從字面上去看，暖身的意義在於肌肉、神經的喚醒及啟動，能夠對後續的主訓練有什麼保護效果。

我建議運動員都把我的這 10 招暖身，放在心肺活動之前進行，也就是把流程改為「10 招暖身→心肺運動→動態伸展」，靜態伸展可做也可不做，這種做法會比傳統的方式有效率很多，還能有更好的防護效果，特別是在天氣寒冷的時候！

畢竟很多的運動員都是天還沒亮就睡眼惺忪地開始練功，有時候場地因素或天氣太冷，只要「一瞬間」就可能受傷，這一瞬間很可能就發生在心肺暖身時，或動態暖身時，這種情況真的想防護都沒輒，所以用這 10 招最安全，受傷的機率比傳統的方式低很多。

收操、每日保養得當，可突破盲點

　　很多運動員認為，柔軟度不是必要的，尤其是在重量訓練等強調肌力，或球類等強調技巧的運動種類上。但其實，柔軟度是體能的基礎之一，有了較好的柔軟度，想鍛鍊肌肉或提昇技巧就有更大的可塑性。

　　收操時使用這套伸展組合，主要是能深層且溫和地舒展主訓練造成的緊繃。很可惜的是收操普遍不受到重視，但其實收操的舒緩功效不容小覷！有人在主訓練或比賽後，就是省略了收操，運動完馬上離開進行其他活動，結果因肌肉太緊繃，加上突然太猛的動作，而造成肌腱立即斷裂。

　　收操是最好的舒緩時刻，因為肌肉剛剛大量使用，處於緊繃狀態，此時肌肉內有大量疲勞物質，需要我們用伸展來將它帶出，提升血液循環，並補充養分及能量。經過十到十五分鐘的伸展之後，肌肉逐漸放鬆後再回到日常動作，不但安全且擁有更好的肌肉品質，隔天也較不容易出現延遲性的肌肉痠痛。

　　我在前面提到幾個游泳、路跑者的例子，他們長期運動造成髖關節內旋，自己並不知道瓶頸點在哪裡，也不了解，除了有舊傷未癒或復健不完全完成之外，其實這是沒有完整收操的結果。完整收操，最好是全身大肌群都做過一遍，再對各項運動常用的肌群加強伸展。如果他們當初有做我的招式 1 ～ 4，根本連「撞牆期」都不會發生。

　　若等到隔日肌肉更僵硬或痠痛時再來伸展，就要花更多力氣和時間，且不一定能伸展得那麼深層。

　　而每日的保養中使用這套組合，除了可以減少小撕裂傷帶來的影響之外，也能幫助排除乳酸、降低痠痛程度。當然也可以按

摩、泡湯或熱敷，但我的這套伸展操深入且溫和，應該會比其他的伸展操或單純按摩、敲打，感覺更不痛且有效，請你也試試看吧！

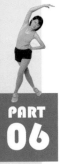

專家保養術 讓你無痛軟Q到80

For 兒童、青少年
誰說拉筋長不高？正確做才會長高！

常犯毛病
誤以為「拉筋會長不高」，結果反而限制發育！
例如：駝背、運動量不足、身體僵硬等等。

伸展處方
每週 3～5 天，每天 1 次做整套 10 招不受傷伸展術。

家長最常問的問題就是「聽說拉筋會長不高？」，這個千古的考古題，答案是「Ｎｏ」！

其實伸展對小孩來說，同樣有著「放鬆肌肉」的效果，放鬆肌肉有什麼好處？當肌肉緊繃的現象減少，血管受到的壓迫變小，血流量較大，同時養分的輸送、廢物的移除效率都會更高，攝氧量也會增加，這些都是提供成長發育非常珍貴的機轉，能夠提升孩子的健康品質，得到發育所需的充足養分。

然而，為什麼一直有「拉筋長不高」的傳言呢？

其實它的道理是孩子在大約九到十歲之前，骨骼尚未「骨化」完全，如果「過度」拉筋有可能限制骨頭的生長，造成長不高；但是其實想要「過度」也不是一件容易的事，除非你的孩子一週有三天以上的強力拉筋，否則以和緩的方式進行，真的不必太擔心！至於「強力拉筋」的定義是什麼呢？如果以最普遍的靜態拉筋來看，如果每次拉筋、單一部位都停留十到二十分鐘或以上，到達相當疼痛的程度才休息，就算是強度高的拉筋了。

所以，為了讓孩子能享受伸展帶來的舒暢和健康，但又不要傷害，就可以使用我的 10 招。因為我的伸展操不是硬拉、不是在與身體拔河，而是自然伸展到可以伸展的部位，所以能兼顧到柔軟度跟安全性，建議可以讓孩子每天做一套，親子一起做，不但感情變得更好，而且還能培養健康的家庭風氣，是最好的傳家之寶！

　　接著，孩子在十歲之後，雖然骨頭已經初步定型，但仍未完全成熟，這個時期做伸展雖然較不必擔心過度拉筋的問題，而我仍然不建議進行「強力拉筋」或拉筋的強度過大。但因為現在的孩子升學壓力大，需要長時間的坐著唸書，能夠動、靜兼顧的孩子在比例上不多，長期下就限制了體能的發展跟身、心靈的交流，對整體健康並不是好事，而一天不到十分鐘的伸展操就能適時地讓孩子轉換心境、維持體能，是一件好事，而且將來在發育期不太會發生生長痛的現象。

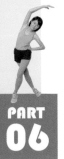

　　另外，在這裡有一個附加的建議，就是台灣的學童每日的書包重量常常高達好幾公斤，我建議與其買高檔的保護脊椎書包，不如使用像行李箱一樣的拖式書包，能夠減少脊椎的壓迫感，對健康跟長高都有助益。

　　話說回來，「正確伸展」不但不會限制孩子的身高發育，反而能促進長高。根據我個人經驗，非官方統計資料顯示，有些國、高中的家長擔心孩子長不高，經過一陣子常常伸展之後，往往都能在幾個月後增高好幾公分，我認為其原因可能跟肌肉的壓迫減少、骨頭間的空間增加有關。因為肌肉不再緊繃壓迫，身體組織攝取的養分變多了，且骨骼之間有略大的空間足以生長，這兩點是有益於長高的好條件。雖然是未經實驗證明的經驗與推測，但既然有利無害，讀者何妨試試看呢？

For 老人
誰說「老了就會全身痛」！

常犯毛病
雖然老化易造成退化，但主要失能的原因是缺乏活動。
因此導致駝背、肌肉無力或萎縮、容易跌倒、椎間盤突出、
骨刺……等等，都是缺乏活動的慢性後遺症。

伸展處方
每週 3 次以上，最好一天一次，每次做完整的 10 招不受傷伸
展術。

　　「要活就要動！」這是一位藝人大哥大的七十多歲父親，接
受媒體採訪時分享的健康祕訣，年屆高齡的他還能每週打網球、
四處趴趴走，爽朗的氣色跟直挺的體態看起來一點都不像七十多
歲的人。

　　根據媒體報導，因為全球平均壽命的延長，聯合國世界衛生
組織 WHO，已擬議改變年齡劃分標準成五階段，分別是零到
十七歲未成年、十八到六十五歲是青年人、六十六至七十九歲是
中年人、八十至九十九歲才算老年人，而一百歲以上為長壽老
人。這個現象顯示了未來長壽將成為趨勢，所以我們也要懂得跟
自己的身體相處。

　　人體各部位從二十五歲之後陸續老化，有些細胞活性甚至在
二十歲達到高峰，然後就逐漸遞減，也就是說，生長激素分泌遞
增的時間也不過二十至二十五年，但往後的日子則是好幾倍。因

此，「保養身體」更成為一門必學的知識。

以往「老了就是會駝背」、「老了本來就會全身病痛」、「老了就要臥床、受子女照顧」……這類觀念，現在都可以丟到垃圾桶去了！因為隨著整個社會對高齡化的重視，對高齡者的周邊配套資源越來越豐富，我們的觀念也該跟著改變才是！

把話題拉回伸展，其實隨著老化，人體的軟組織會逐漸變得僵硬，這是自然現象，有時候是受傷或姿勢不正造成局部的組織壓迫，壓迫久了會造成僵硬，如果再加上退化的話，局部的僵硬程度就會更明顯；如果累積了幾十年，有時候也會產生「纖維化」的情況，若是纖維化，就不容易只靠伸展拉開，關於纖維化的介紹，我們在本書的最後有更詳細的介紹。

退化或長期的不良姿勢、身體習慣都可能加速身體的僵硬，但是並不是無藥可解。其實有很多老人靠著伸展逐漸將體態恢復直挺，重回到多年以前的體能，精神也感覺爽朗很多，對老人家來説，對生活品質的感受是很重要的，不要認為不可能，每天多做一點點，假以時日就能看到進步。對老人家來説，伸展的目的不一定要是筋多開、腰多軟，其實從增加血液循環開始，再慢慢看自己能進步到什麼程度，都是一種「活到老、愉快到老」的美好生活體驗。

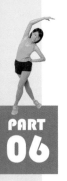

For 脊椎側彎族
6 招伸展可改善

兒童、青少年重預防，輕度側彎可改善。

常犯毛病
輕則只影響心情或造成腸胃不適 ... 等全身某部位的小問題。
嚴重者可能伴隨肌肉常僵硬、骨刺、脊椎磨損或滑脫、胸悶、
椎間盤突出……等問題。

伸展處方
須先尋求復健科醫囑。輕度者每天做一整套 10 招伸展術，並
加強特別緊的部位。嚴重者若需動刀，請配合治療師耐心、
勤做復健；術後每日一套 10 招伸展做為保養。最好加上本段
提供的 6 招更有效。

想積極地治療脊椎側彎，有兩種方法：

第一，找整骨師。

但這點我較不建議，原因是台灣目前的整骨並未有統一的合
法管理制度，整骨師素質參差不齊，很難說會面臨什麼風險，除
非你已有信任的整骨師，否則還是謹慎為上。尤其是年輕的側彎
患者，骨骼還未完整的癒合，骨骼的強度不足，整故事會冒著極
大的可能承受嚴重傷害的危險。

第二，找復健科醫師做脊椎牽引等治療。

復健科是相對安全的選擇，脊椎牽引可以暫時釋放脊椎的壓
力，但如果你的脊椎側彎幅度太大，效果可能不會太明顯。這時

候必須要諮詢脊椎專長的骨科醫師，也要認真考慮專科醫師的治療建議及手術矯正的可能性。

雖然從專業的角度來看，脊椎側彎約要到十五至二十度以上才需要治療；但如果考量到預防惡化，以及側彎給當事人帶來的不適感來看，其實病患可以主動向復健科掛號諮詢，做預防性的治療，對側彎症狀的改善還是有一定的效果。

脊椎側彎在十五或二十度以下雖然還不算重度，但對於身體內臟的健康、情緒都有影響。當側彎發生，其幅度有可能會越來越大，而且側彎的角度越大，惡化的速度就會加快，所以還是不宜輕忽地好！

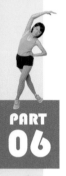

至於我們的伸展法，主要是讓側彎者可在家保養的用途，並非是治療用途，如對使用本伸展法有疑慮者，建議諮詢專科醫師（骨科或復健科）後再予以進行。由於脊椎側彎的人常有左、右兩邊肌肉長度不均、力量不均的問題，肩頸或背容易痠痛也很常見，所以深層伸展能改善這些症狀。

不過老實說，對重度患者，像是三十或四十度已經定型的成人來說，就不能保證療效，到了這種程度，不開刀難有明顯的改善。

而對成長中的孩子來說，伸展則是不錯的預防方法。一方面伸展本身就能去除久坐帶來的筋骨痠痛、肌肉緊張、胸悶，避免孩子駝背，另一方面也可能微調已經開始發生的假性側彎，讓它的幅度減小，甚至歸正。整體來說，可能比去上舞蹈或瑜珈課，那種針對大眾來設計，而非針對特定的側彎型態來設計的課程，來得更有效果！

脊椎側彎的 4 型態

脊椎側彎常見的型態有 4 種，分別如以下所示。

第一種：C形，胸椎右彎幅度比腰椎大。

第二種：倒C形，胸椎左彎幅度比腰椎大。

第三種：S形，胸椎向左彎而腰椎向右彎的形態。

第四種：倒S形，胸椎向右彎且腰椎向左彎的形態。

　　基本上S形、倒S形會比C形、倒C形來得嚴重，特別是腰椎部分。C形、倒C形的腰椎可能沒有側彎，或者側彎幅度很小，但S形、倒S形一定是腰椎與胸椎同時側彎。

　　從側彎的形態來看，我們可以看出「腰椎」是個很重要的位置，因為腰椎不正，就像是底盤不穩一樣，上面的胸椎很容易跟著側彎，造成較嚴重的S形或倒S形，所以一開始腰椎不正很可能是這兩種型態的主要成因之一。

　　C形、倒C形的成因較可能與駝背有關，尤其天生體型高、瘦，後天又缺乏鍛鍊的人，駝背造成上半身歪斜的機率比較高。

　　想要精確找到側彎的成因並不容易，因為若時間累積得夠久，不但腰椎的側彎會影響胸椎，胸椎也可能反過來影響腰椎。甚至，骨盆本身的歪斜會造成脊椎側彎；而脊椎側彎若嚴重的話，也可能反過來造成骨盤不正。

　　以下針對脊椎側彎，再從 10 招中選出效果較佳的招式，需要的人可以在做完 10 招之後，再加強下列招式，或者併入整個流程來進行。原則上還是希望你 10 招都要至少做過一遍，不要只做下列建議的項目，效果會較好。

　　要提醒的是，下列有些項目左、右兩側都要做，因為有側彎的關係，兩側給你的感受可能差很多，此時還是建議你兩側都做，並針對特別痠、緊的那一邊來加強次數跟深度。

改善脊椎側彎 6 招

1. 膏肓夾背舒展法（招式 6,P98）

2. 盤腿斜旋轉

3. 胸大肌伸展

4. 後挺上背壓放鬆法（招式 8,P109）

5. 上背伸展補充版（見招式 8 補充版 ,P113）

6. 憤怒的貓

前面提過的，這裡自然不再重複，這裡示範的是第 2、3、6 的
動作。

盤腿斜旋轉

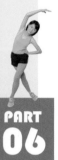
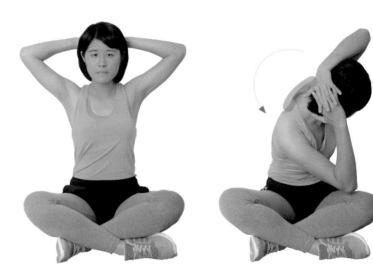

1. 雙腳盤腿，雙手交握於後腦勺。以脊椎為中心，軀幹整片向
   左上方旋轉，在最緊處停留兩秒後回正。

2. 連續做十次以上，可在最後一次在最緊處延伸一分鐘。然後
   換邊。

胸大肌伸展

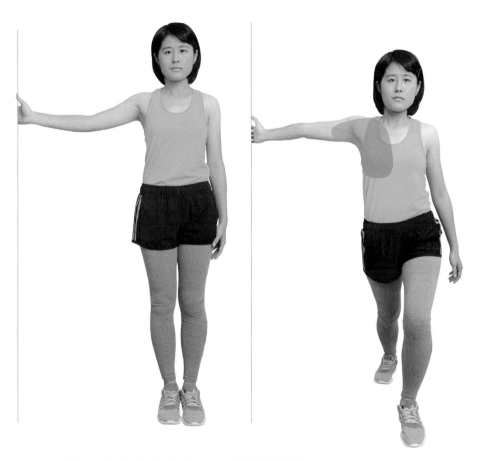

1. 右手掌心貼扶牆壁或柱子，雙腳與肩同寬站立。
2. 左腳向前踏，會感覺右胸肌肉被伸展到，在最緊繃處停兩秒，然後回原位。
3. 連續做十次以上，可在最後一次延伸到最緊，在最緊處停留一分鐘。然後換左邊做。

憤怒的貓

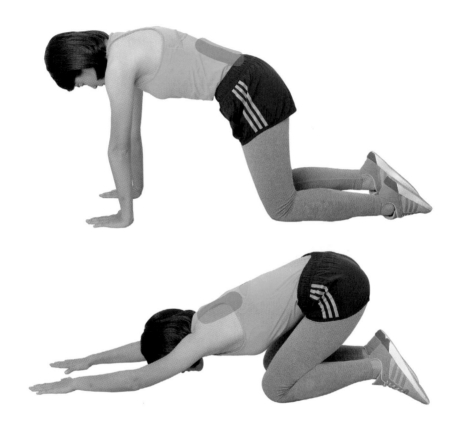

1. 雙手、雙膝伏在床上,像貓咪一樣拱起背。
2. 腰部下壓,脊椎同時向頭與腳的方向延伸,學貓咪的伸展動作;在延伸到最緊繃處停兩 秒,然後放鬆。
3. 連續做十次以上,可在最後一次延伸到最緊,在最緊處停留一分鐘。

越弄越嚴重！痛喔！痠痛、受傷傻傻分不清，

在介紹受傷、痠痛的處理之前，請先來測試一下，當感覺到痠痛時，你會怎麼處理？

1. （　）騎機車摔車後，隔天因痠痛到國術館推拿或按摩院按摩。

2. （　）運動完兩天肌肉痠痛，泡熱水及到按摩院按摩。

3. （　）前兩天做重量訓練時，疑似有「咯」的一聲，然後肩膀就怪怪的，這兩天覺得肩膀周圍有點痠、緊緊的，找按摩師傅處理吧！

4. （　）保姆每天要抱八公斤的小嬰兒，每天晚上上手臂都緊緊、腫腫的，用力敲打後到半夜居然劇烈疼痛，貼痠痛藥布或許會緩解？

5. （　）長久以來，腰部常常痠痛，那是因為有陳年舊傷；這兩天好像又閃到腰，感覺一動就會痛，請假臥床休息幾天應該會比較好？

解答：

1.（×）摔車易造成內出血或發炎，痠痛只是伴隨的症狀；不能按摩，按摩可能造成患部出血更嚴重。正確處理法是在三天內冰敷，最好到復健科就醫。

2.（○）通常激烈運動完三天內會有肌肉痠痛現象，可以熱敷、泡澡、伸展或按摩來舒緩，幫助乳酸排除。雖然痠痛也可能是受傷後的伴隨症狀，但通常運動中立即受傷的情況，會有較明確的不適感，一般情況下自己就可以判斷出來。

3.（×）因為運動過程中有明顯的不適感，最安全的方式應該假設成「運動傷害」來處理。處理方法就是在三天內冰敷，並盡速到復健科就醫。

4.（○）如果是肌肉痠痛造成的緊緊、腫脹，通常按摩、伸展可以緩解，這位保母都已經敲打過，居然沒有緩解，反而痛得更厲害，表示這很可能是「發炎、受傷」了，而不只是單純的肌肉痠痛。雖然（果凍型的涼性）貼布、冰敷能夠暫時舒緩，但仍建議到復健科長期治療，因為是每天要用手臂的人，長期破壞大於建設，難以根治。

5.（×）懷疑陳年舊傷復發，最好還是到復健科治療，臥床只是讓發炎減緩，無法加速建設。如果繼續不根治，腰部血液循環容易變差，往後腰部的小毛病恐怕不會少。此外，常常伸展也是舒緩的方法。

這個小測試是讓你練習判斷「延遲性肌肉痠痛」跟「發炎」的差異。所謂「延遲性肌肉痠痛」指的是激烈運動後三天內，感覺到的「鐵腿」，通常過了三天就會幾乎消失不見。而「發炎」則是真的有組織被破壞而造成的紅、腫、熱、痛……等現象，有時也會感覺緊緊地或痠痠的。

　　當然，究竟是發炎或單純肌肉痠痛，最好由復健科、骨科醫師做判斷較準確，但實務上大部分人並不知道要到醫院求診，所以越拖越久，一直用錯誤的方法去處理，情況就越來越嚴重。

　　以上這五種情況，伸展雖然可以舒緩痠痛，但只能改善「延遲性肌肉痠痛」的症狀，無法根治「發炎」。發炎就是組織真的被破壞了，需要的是「治療」，而不是伸展或按摩，很多民眾搞不清楚，認為到按摩院按摩就算是一種治療了，但其實其療效跟消炎藥、物理治療仍相差甚遠，不能相提並論。建議讀者，在紅、腫、熱、痛等症狀明顯的三天、甚或七天內，請盡早到復健科就診；在就診前請做好「自療」，也就是三天內冰敷、讓患部靜置多休息，三天後看情況進行冷熱交替或熱敷的功課。另外一個可做的方法是在冰敷後，以謹慎、輕柔的態度來依我的方法伸展患部，除了能夠增加關節的活動範圍外，更能夠在安全範圍內刺激體內的代謝功能來消除腫脹。

太重要！傷後、術後這樣復健。

肌肉、筋骨的受傷對運動員來說很常見，傷後的復原情況，對選手的職業生涯來說，有決定性的影響；而即便對一般人來說，對往後的生活品質影響也不小。

筋骨、韌帶及其他軟組織的術後復健，可比照成受傷後來進行，手術後跟受傷後的原理類似，復健過程中要注意的重點也差不多，讓我們一一看下去⋯⋯

肌肉筋骨的傷害（或手術）不比感冒或擦破皮，只要幾天至幾週就能明顯好轉。破皮之後即使癒合不良，最多就是留下妨礙美觀的疤痕色素而已，既不痛也不癢。但是，因為位於深層的肌肉、筋骨的血管比較容易被壓迫，血液循環比較差的情況較常出現，不論養分的補給或廢物移除都比較慢，所以復原力當然不如表皮。

一般來說，傷口撕裂、組織被破壞的程度越嚴重，若想將功能性恢復到從前同樣的程度，就要投入更多的努力。如果復健做得不好，疤痕組織的癒合不良，將形成動作運作過程中的「障礙」；即便從前能輕易做到的動作，現在卻變得難如登天，常常有「卡卡」、不順暢、緊繃的感覺。

筋骨傷害的另外一個後遺症，就是「慢性發炎」。慢性發炎的定義，是在受傷後三個月以後，傷口還未完全癒合，仍繼續發炎；表現在症狀上，常見的是痠、痛、周邊肌肉緊繃，或者在天氣變化大、下雨時，患部的感覺特別痠疼。

總之，受傷、手術動刀往往只在一瞬間，但後續的處理卻是漫漫長路，若處理不好，大小麻煩將接踵而來，對選手的職業生涯更有決定性的影響，所以，這就是為什麼接下來我們要這樣仔

細地解說「傷後、術後，請你這樣復健」的詳細方法。

受傷第一時間的處理：「P」「R」「I」「C」「E」

　　受傷的當時，究竟發生了什麼事？為什麼那一剎那間那麼疼痛，或有種說不出的怪異感受？其實，這就是在一瞬間發生了撕裂傷；因為程度不一、位置不同的關係，有些人只覺得「怪怪的」，有些人卻立刻感覺到疼痛難忍，所以主觀感受上可能會有差異。撕裂傷可大可小，最輕微、最微小的撕裂傷，就是肌肉的小撕裂傷；而最嚴重的就是斷裂，像是韌帶斷裂、半月板破損、骨折……等等。

　　而醫師用來判斷是否發炎的表徵是「紅、腫、熱、痛」，當四個症狀同時發生，就一定是發炎了，但有時候並不是四種都發生，只有其中幾種，也可能正在發炎。因為局部受傷、發炎這類情況，難用照片子、驗血來確診，所以多半都是醫師觸診、聽取患者反應，再利用經驗及原理來判斷。

　　有些受傷的情況，並不會在第一時間發現，但只要發現異常，都可以立即用以下的「P」「R」「I」「C」「E」急救原則來處理，越早處理、效果越好！在盡速就醫前，你最好就能自行處理，這對後續的癒合，有很大的幫助。

　　急救的處理，要進行以下五步驟，簡稱 PRICE：

P ▶ Protection 保護

要對受傷的位置進行保護，不再受外力壓迫或改變形狀。

R ▶ Rest 休息

馬上停止活動，不要再繼續使用，盡量讓患部靜止、暫時休息。

I ▶ Icing 冰敷

通常急性受傷都會伴隨內部出血，為了減緩出血情況，用冰敷來使血管收縮，減少出血量。

C ▶ Compression 壓迫

壓迫患部雖然會有些壓迫不適感，但可以減少組織液的流入和出血，適度壓迫可減緩腫脹、發炎的程度，如是用海綿墊壓迫再加繃帶纏繞都是必須的。

E ▶ Elevation 抬高

將患部抬高到高於心臟的位置，可以減少患部的內出血，在就醫前都要盡量抬高患部。

黃老師
講重點

緊急處理是在搶黃金復原期的先機，尤其是 Compression ！

有個很重要的觀念，要請讀者特別注意！被撕裂的傷口就像一張被撕裂的紙，因為人體天生就有自癒能力，所以癒合，並不是醫師診斷過、給了消炎藥之後才開始，更不是到復健科報到後的漫長療程，而是在受傷後「立刻」就開始！所以，「馬上急救」其實是搶到黃金復原期的先機，不只是被動地避免出血而已。

以往大家的觀念是，剛受傷時先讓患部靜置休息，然後再請醫師診斷，看需要休息多久，或者是否需要開刀。對運動員來說，最擔心的是要休息多久不能練習、復健過程是否麻煩……等等；對一般人來說，大多是在受傷後很多年，才發現患部總是帶來困擾。

但是，其實立刻、正確的緊急處理，才是幫助癒合最關鍵、最即時的治療！

回到前面的內容，我們說傷口就像一張被撕裂的紙，撕裂後，組織液、血液會流出，讓患部發炎、變得腫脹，這會使原來的組織被液體充滿，無法彼此碰觸，我們要避免這個現象發生，讓傷口撕裂後「立刻」開始復原，不讓它有惡化的機會。事實上，受傷撕裂的人體組織不會等幾天後才進行癒合的動作，而是在造成傷害的力量停止後，幾乎馬上就開始，所以遲了幾天，就算只遲了一小時，再壓迫也有可能造成惡化的情況。

所以在 PRICE 中，我特別強調的是「Compression 壓迫」，因為越早壓迫，就能「不讓傷口再裂開」，馬上讓傷口開始癒合。

Compression（壓迫）的重要性就是，減少液體的流入，讓組織彼此可以接觸，就像把紙張壓迫到原位一樣，此時少量的組織液就如同膠水，可以讓組織「黏起來」，然後馬上著手進行修補。

如果沒有這樣做，在腫大發炎的患部中，滲出的組織液就如同過多的膠水一般，雖然也能把紙張黏起來，但膠水乾掉、形狀固定後，傷口癒合的樣子已經跟原型相差很大，再加上日常生活時移動患處使撕裂的軟組織移離原位，傷處也會因此形成「沾黏」，很容易讓往後的運作功能受到影響，最後即便發炎成功控制住了，還需做很久的復健運動才能達到受傷前的功能性。

所以，「Compression 壓迫」不只是教科書上的一個名詞，確實做到的話，對後續的復健幫助很大！

總之，只要搶到急救的黃金期，確實做五個急救步驟，尤其是 Compression（壓迫），就能讓後續的復健輕鬆很多，所以千萬不要輕忽了第一時間急救的重要性。

急性期三天內的處理法

急性期，指的是受傷後的七十二小時之內，通常紅、腫、熱、痛的症狀很明顯，傷口正在急性發炎之中。急性期是傷口癒合的黃金期，最好此時就能到復健科看診，這時候醫師通常會給患者開立三至七天的口服或外用止痛或消炎藥，並給予冰敷及物理治療。

在家時，請盡量讓傷處完全靜置休息，藉著減少使用來避免發炎惡化，並請常常冰敷。冰敷的方法是購買冰敷袋或把冰塊放在塑膠袋內，再外包上一層毛巾，外敷於患部每次約十五至二十分鐘，休息三十至四十分鐘之後，可再敷一次，常常敷可以減低發炎的程度。

另外，很多人在急性期，甚至是受傷後的幾週內，因為疼痛的關係會想使用護具來固定傷處，像是包覆性強的護膝、護踝、護腕……等等。這裡要提醒讀者留意的是，原則上三天內就是該盡量減少活動，如果真的無法避免活動患部，雖然可以使用這些護具，但忌諱「太緊、太久」。而事實上在正確使用的情況下，比較貼近皮膚的彈性繃帶可能會比護具來得比較有壓迫的效果，但唯一要注意的是彈性繃帶不能全程拉緊，而只須在有腫脹的傷處局部加強壓迫。

原則上每次不要連續使用超過兩小時，也不要選擇過緊的護具。所謂「過緊」指的是感覺血液循環已經不順暢了，或者有麻麻的感覺，都是太緊了！太緊雖然會讓患部感覺比較不痛，但也影響血液輸送，對傷口復原是不利的。

有一種情況，越使用護具反而越糟糕！有一次一個腳踝受傷約兩週的女性來找我，她的右腳踝戴著緊緊的護踝，走路一跛一

跛的，向我抱怨因為跌倒而扭傷，非常疼痛，而這兩天因為老公跟朋友要爬山，她只好戴著護踝陪他爬了一個下午的山，沒想到回家後腳卻越來越痛，絲毫沒有好轉的跡象……

這個案例真讓我驚訝，就是用錯護具的經典案例之一！「護具」原本的功用是拿來「保護」患部的，藉著固定患部來壓迫傷處或減少摩擦、刺激，避免發炎惡化，所以才會說，如果在家裡的活動度不大，其實不必要戴護具，三至七天內盡量讓患部休息就可以，或者到復健科、運動傷害防護員那裡盡早處理，也是可以的。只要傷口還有紅、腫、熱、痛的其中一項，就不應該再過度刺激它，更何況是戴著護具去爬山。

還在發炎中就去爬山，已經是過度使用了，如果還戴著護具爬一個下午，發炎不惡化也難！一開始時，護具的確有固定、保護的作用，但因為爬山難免要施力、摩擦，在使用的過程中當肌肉疲倦時，就無法再繼續保護傷處，會讓你別無選擇的使用到已經受傷的組織。除非你願意留在半山腰睡到明天，等組織修復多一些之後再繼續爬，否則一天之內爬山一個下午，很難不讓傷勢惡化。

所以再提醒一次重點，不論受傷或手術後，三天內的急性期要節制使用患部，最好完全靜置休息，如果一定要外出可用護具，但每天不宜超過兩小時，更不宜激烈使用，有需要時最多盡量正常走路就好。

吃完止痛消炎藥≠痊癒

常常聽到有人問「以前受傷時醫生有開藥給我吃，為什麼最近又在痛？」。

這是因為筋骨使用的止痛消炎藥不宜長久吃，每次服用約兩週以上，對腎臟恐有副作用，所以一般在急性期醫師都開立三至七天的止痛藥，只是為了讓患者「緩解」症狀。

所謂「緩解」就是讓你的急性發炎程度，不要這麼嚴重，反應在症狀上，就是「紅、腫、熱、痛」不會那麼明顯；但是，你千萬不要以為自己已經好了！

我們前面說過，筋骨的傷害不能當成感冒來看，感冒藥你吃三天就算不回診，它也會慢慢自己好，對生活影響不大。但是，骨科、復健科開立的消炎藥吃完了，症狀還可能繼續存在，或者症狀消失但並未全好。

受傷、手術都是組織遭到損傷，想要好好癒合，第一要靠身體的「自癒力」，第二要勤復健、常保養，第三要做復健運動。假以時日後，才可能恢復跟以往「相近」的功能性，如果這些步驟都沒做，那麼一定會留下「卡卡不順」、「痠痛」、「無法動作」……等後遺症。

所以，受傷、手術後吃的消炎藥，只是整個療程的開始，千萬不要吃完就忘了這回事，以免以後越來越嚴重的傷害在等著你！

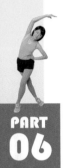

亞急性期、慢性期是什麼

1. 慢性期（三週後）

　　一般定義受傷後三週以上，如果尚未完全痊癒，基本上就可以說是開始進入「慢性發炎期」，由於慢性運動傷害是由累積多次微少傷害而出現的症狀，在時間上的定義並無定論。原則上慢性期的症狀是，「紅、腫、熱、痛」，但較輕微或偶發，但患者自覺並未全好，這種族群因為沒有把握到黃金治療期，後續的復健治療頻度也不夠，所以一拖再拖，很多人的慢性期甚至長達十幾年。

2. 亞急性期（三天至三週）

　　這個定義比較模糊，原則上是第三天至第三週慢性期之間，原則上只要知道，越早治療、效果越好就可以了。

　　搭配治療你該知道的是，在三天急性期之後，就可以開始使用熱敷，或冷、熱交替敷。原理是此時出血點已經凝固，用熱敷可以促進血液循環；用冷熱交替則可以擴大溫差，讓血管收縮、舒張的幅度變大，促進循環的效果更好。

　　不論用哪種敷法，都是每次敷十五至二十分鐘，休息五分鐘後再繼續敷；若是冷熱交替敷，就一次冰、一次熱、一次冰……

　　如果在慢性期，因為某次的劇烈運動又引發舊傷，為了謹慎起見，請當成急性發炎來處理，要盡早採用前面提到的「PRICE」方法做急救，再到復健科請醫師診斷或做物理治療。請特別留意的是，懷疑舊傷復發時，請採取冰敷，不是熱敷！

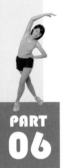

不死記！冰、熱敷這樣判斷

看到我們前面講的保健法，你是不是一頭霧水呢？其實不必死記，判斷法很簡單，讓我來跟你解釋清楚。

冰敷會使患部的血管收縮，暫時減少血流量，減少出血量，所以剛受傷、手術後的三天因患部還很容易出血，所以必須冰敷。懷疑自己舊傷復發時也是可如此處理。

熱敷使血管擴張，促進血液循環，所以在三天的急性期之後，因為患部傷口已初步癒合、較不易出血，使用冷熱交替或熱敷的效果最好。在三天之後，除非又受傷或是腫脹的情況持續或更明顯時要用冰敷，否則可常常使用熱敷或泡熱水，可提升傷處的自癒能力。

冰、熱交替敷是三天急性期之後才能使用的方法，到慢性期再當成保養也是很好的方法。這種保養法藉著擴大溫差，來增加患部的血流量，促進血液循環的效果更佳。

以下為讀者整理成表格，以防混淆。

表：筋骨傷後冰熱敷保養法

時機	處理保養法
三天內急性期	冰敷
第三天後	熱敷、冰熱交替敷
任何時候懷疑舊傷復發	冰敷並再就醫

如有懷疑及無法決定傷害是否急性或慢性，更決定不了應該用冰敷還是熱敷，一個原則就是：「寧用冰敷」也比太早熱敷，而造成不可彌補的錯誤處理更好。

復健重要觀念：「POLICE」與「三天後黃金期」

1. POLICE 慢性復健原則

　　以前的運動傷害防護觀念只有「PRICE」，這個我們在前面提過的急救法則；但近年來「POLICE」的觀念越來越受到業界重視。基本上，PRICE 是急救的原則，適合在受傷、術後前七天使用，而 POLICE 則是後續亞急性期、慢性期的復健原則。

　　　　P▸Protection 保護

　　　　O▸Optimum 最適化

　　　　L▸Loading 負荷

　　　　I▸Icing 冰敷

　　　　C▸Compression 壓迫

　　　　E▸Elevation 抬高

　　比較急、慢性兩種復健原則，我想要特別強調的是「Optimum 最適化」、「Loading 負荷」兩種。

　　所謂 Optimum 是指，每個人的體能需求不同，所以要針對每個人的最好需求來設計復健計畫。包括傷前（手術前）的狀態不同，還有往後對體能的功能性需求不同，每個人對體能的期待、需求當然也不同。一個上班族不需要專業選手等級的復健計畫，一個職業選手的復健項目、強度也不可能跟老人復健類似……這個 Optimum 最適化原則，就是要為個人量身訂做合適的復健計畫。

　　Loading 負荷，是跟以前的「Rest 休息」相較，近年來最重要的新觀念之一！

　　很多受到急性傷害去醫療診所處理過的人都知道，當你問醫師「怎樣可以全好？」，大部分醫師都會回答你「完全休息不要

用」，然後你的心裡就會出現喃喃自語「怎麼可能都不用？⋯⋯」這種場景每天都在發生，這是一種理論跟實務之間的落差，長久以來一直引發很多患者的疑問。

但是，現在運動醫學的新觀念已經不主張「完全休息」了，而是教你做復健運動，或稱「運動治療」，來鍛鍊肌肉以保護傷處。這並不是說，你不必完全休息，就可以繼續「硬操」傷處，而是希望在可以使用的範圍內，用適量的負重來維持肌肉的能力，再在適合的情況下用重量成阻力來鍛鍊肌肉。

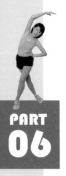

肌肉本身有「保護」的功能，也有「用進廢退」的特質；有太多的傷者、術後患者、老人因為怕疼痛，或認為「生病了就該臥床」，結果臥床太久導致「失能」。「失能」的意思是，因為太久不使用身體組織，導致它們的功能退化，像是肌肉萎縮變小、走路步伐變小、腳抬不高、拿東西的力量變小了⋯⋯等等，而有太多的案例都是在長期臥床或傷後肌肉完全不使用等出現之失能狀況。

現在，新觀念告訴我們，其實你可以不必這麼可憐！不管有過什麼肌肉筋骨的病痛，都還是有復原的可能，即便可能無法100％恢復到以前的狀態，但應付生活所需絕對綽綽有餘，一樣能享受自由自在的生活，不被病痛限制！

這是一個很重要的觀念，因為這個觀念可以為傷者、術後患者帶來幸福的生活。很多人年老加上受傷或缺乏活動，就以為自己「永遠只能這樣」、「老了就是會這樣」！其實這都是悲觀不正確的想法，沒有必要抱著這種觀念過完傷後的幾十年。

所以，傷後、術後、老人的運動治療更強調 Loading，你要「鍛鍊肌肉」、「伸展增加柔軟度」，甚至進一步發展更好的

功能。網路上曾流傳老人翻跟斗的影片，就證明了身體的能力跟年齡、受傷是沒有 100％ 絕對關聯的。

關於 Loading 實行的方法，儘管最後還是以重量訓練為主，但剛開始時不是指舉重選手的那種大重量，而是從最輕的負重開始逐漸增加，以刺激身體在你的受傷組織盡快進行復原的動作，乃重新適應動作的模式，並鍛鍊肌肉來保護傷處，所以這是在傷口逐漸復原的過程中必須做的。

實際上的 Loading 內容設計，我們在此就不多說，因為這涉及骨科或復健科醫師、物理治療師、或運動防護員的醫療專業，因原則上，是需要依照個人的需求不同來設計項目跟負重。接下來我們來看看另一個關於復健很重要的觀念——「三天後就開始復健」。

2. 「復健＋運動治療」三天後就開始，效果奇佳！

李先生是一位十八歲的棒球選手，因為肩關節脫臼而動刀，我建議他動完刀三天後就開始復健，他在醫院休息了三天之後就開始進行由專業的醫師或治療師所列出的復健運動，並針對特別需要來加強調整及伸展。總之，在我耳提面命要他把握黃金期復健，他也一週來三或四天進行調整及伸展，在這樣的頻率之下，他在傷後一個月回診時，關節可活動的角度幾乎已經完全復原，把主治醫師嚇了一跳，醫師說：「很少看到有人復原這麼快的！」於是，動完刀後兩個多月，他就重回場上打球了。

讀者一定要了解的是，受傷後、開刀後的復健，最重要的就是「搶時間」！跟前面提過的 PRICE 一樣，第一時間做對了，後面省你 60％ 以上的功夫，不要等到傷口癒合了，你才發現它

長得跟原來差很多，這時候，想救就很困難了。

另外，頻度也很重要，一週至少三天到專業醫療機構復健，是最基本的，不論找防護員、物理治療師或復健科醫師，如果能配合物理治療儀器跟徒手治療，還要每天做運動防護員或物理治療師教你自己做的動作，每天乖乖回家照著做，這樣的復健才算完整。

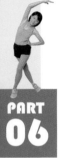

不論傷不傷，這樣保養最軟Q

如果把人體比喻為一座建築物，就可以猜想得到，體內的組織結構、運作機轉有多麼複雜！但是，有一點是人體比建築物更難以捉摸的，那就是人體的「受力」是無時無刻在改變，不像建築物用鋼筋、水泥蓋好之後，力學結構幾乎可以維持數十年、數百年不太變動。舉例來說，早上起床時體液循環較不通暢，常會全身浮腫；下午時則變成腳比較腫；背完沉重的背包後，肩頸跟背部會變得比較僵硬；低頭滑手機後肩頸變得更緊繃了……等等，這些情況隨時都在影響著我們的健康，也隨時在改變一個人身體的受力分布。所以，「每個人每天」其實都需要伸展，就如同房間不可能永遠自動保持整齊，除非你養成定時整理的好習慣。身體，也需要你的定期整理！

接下來，我們來看看，坊間這麼多種身體保養法，你要怎麼搭配使用，才能有效地改善身體品質？

纖維化、沾黏、肌肉僵硬　深度按摩＋物理治療
1. 肌肉極度僵硬：

有些人肌肉僵硬的程度，需要定期請男性的按摩師傅大力敲打，才能有所改善，這種是肌肉極度僵硬的情況。但不一定按摩一、兩次就能根治，也有人的效果維持了幾天之後又故態復萌，變成週期性的循環，令人困擾不已，這種情況可能是因按摩引起了小撕裂傷及發炎，小撕裂傷癒合後又造成瘢痕，而產生緊繃的後遺症，久久無法根治。其實，理想的肌肉的推拿、按摩不要用蠻力，輕柔、適當的力量就能把肌肉的「節」打開，過度施力會產生撕裂傷及沾黏的反效果。

2. 沾黏：

我們在前面篇章提過，沾黏就是軟組織受傷後，在癒合的過程中，過早移動而使組織黏結在一起，讓我們在做動作時感覺到不順暢。預防沾黏的方法是在受傷第一時間使用 PRICE 急救法，再來就是三天後的復健治療，包括物理治療與運動治療，這些在前面都已描述過。這就是 PRICE 法則的觀念。

3. 纖維化：

纖維化可說是最麻煩的一種軟組織病變，在學理上可稱為「鈣化」。纖維化的軟組織觸摸起來是硬的，就像已經脫去水分，又壓縮成束的肉乾一樣缺乏彈性而緊繃。想當然爾，因為緊繃，這些組織可獲取的水分、養分、氧氣非常少，惡性循環之下它只能長期保持「堅硬」的狀態。比起前面的「沾黏」、「極度僵硬」，纖維化的程度嚴重很多，造成的生活困擾更是無法比擬，很多人背挺不直、脖不能轉，靠運動或伸展都全然無效，自然也比較容易老化或退化。

纖維化的成因大多與受傷有關，因為傷後復健做得不確實，後來又繼續受傷、繼續累積撕裂傷，一直沒有好好地去處理它，到最後就形成纖維化。所以在纖維化之前，通常都會經過上述「極度僵硬」、「沾黏」的兩個過程。

4. 解決法：定期深度按摩＋物理治療

很多人遇到上述三種情況，在朋友介紹之下都懂得去按摩。說起來，跟熱敷、泡湯比起來，按摩真的有效多了！但是，在按摩之後，更多人會發現效果維持不會太久，軟組織緊繃、僵硬的

情況又捲土重來。

　　這一點非常重要，請讀者特別注意！

　　按摩師傅的力量下得重，當下的確可以把緊繃的組織打開，但是，也可能引發另一次發炎及新的小傷口，而這次的發炎、小傷口形成後會沾黏起來，就可能引發下一次的緊繃。所以也就是說，請按摩師傅推開緊繃處雖然必要，但「適當的力道」也很重要。有些師傅習慣下重手，認為這樣才有用，但是這對已經極度緊繃、沾黏、纖維化的組織來說，不全然是件好事，所以每次保持有推開，但不至於回家後還痠痛好幾天的程度，是較適宜的。

　　不管深度按摩是否力道過重，都建議讀者到復健科求診，請醫師處理你的情況。不要以為「極度僵硬」不能算疾病，其實很多醫師也收這樣的病患；有些人覺得物理治療沒什麼效果，所以去幾次就不愛去了。但如果有以上這三種情況的人，建議你除了定期深度按摩外，最好同時到復健科報到。

　　所謂「冰凍三尺，非一日之寒」，形成的時間可能已經很久，修復的過程當然也需要多一點耐心跟時間囉！物理治療雖然沒辦法讓你在「感覺上」像按摩那樣立刻覺得爽快，但「治療」跟按摩的效果是不一樣的，不宜捨棄治療只做按摩。有些人誤以為「按摩就是在治療」，其實是不對的！仔細地說，按摩的力道如果輕，對患部來說的確是一種疏通、舒緩，但力道太重時，卻是一種破壞，然而，一般人不一定需要用力推，但對這三種人來說，有時卻難以避免，所以更需要搭配物理治療。而物理治療就是在降低發炎、減少結痂的機率，可減緩按摩後的發炎情況；一個是破壞，另一個是修復，缺一不宜。

　　我建議有這三種症狀的讀者，至少連續深度按摩＋復健物理

治療三個月至半年，重要的是可改善肌肉、軟組織的品質，讓你以後不必再受這種辛苦，但一定要有耐心地投入這個調整階段。等到情況明顯改善之後，軟組織擁有較好的彈性及效能，就不需要這麼辛苦地奔波了。

泡湯、冰熱敷、按摩、整骨

如果將人體譬喻為一棟房屋，那麼每一棟房屋的結構、外觀都是不同的，每個人的身體素質、主觀感覺也不一樣。所以，對保養術的主觀感受也會不同。

很多人過度伸展了，會引起隔日之後的痠痛，然後還要再去泡湯、熱敷或按摩來緩解；但我的伸展術不會引起隔日痠痛，我的建議是，不論要從事上述的哪一種放鬆術，都可以先行放鬆之後，再做我的伸展，就能伸展得更深入。

1. 泡湯

泡湯就是一種全身性的熱敷，優點是可促進血液循環，讓軟組織全面性放鬆；但是，因為它「由外而內」，所以熱度跟頻率必須要足夠，才能放鬆深層組織。另外，局部的肌肉痠痛，只靠泡湯通常是不足夠的，還是要搭配伸展或按摩才能排除深層的乳酸，所以一邊泡湯一邊進行我這套伸展，效果會更好。

2. 冰熱敷

冰敷本身有立即的降溫、鎮痛及鎮定的效果，很多職業或半職業運動員在激烈的賽事後，一收操完畢有立即冰敷或浸冰桶的習慣，可以減少發炎的機會，及隔日之後的肌肉痠痛感。

熱敷則是一般人平時都可以使用的保養法，尤其在冬天。如果是針對局部熱敷，可使用熱水袋、濕敷墊（可在醫療用品店買到），或者浸泡熱水。熱敷的限制比較少，只要沒有發炎中的傷口，任何人都可以使用。

至於受傷、手術後的冰熱交替敷法，我們在前面已經提過，有興趣的讀者可翻回去看傷後、術後的復健法。

3. 按摩、整骨

一般坊間的「經絡按摩」店，都是依據老祖宗留下來的經絡穴位理論去按壓穴道，可以使氣節、堵塞點減少，藉著暢通血液循環並提升自癒力來增進健康。

但是，按摩師傅的力道輕重、手法派別都有差別，每個人喜歡的按摩方式會有主觀性，要試了才會知道。

而「整骨」指的是調整脊椎，有些師傅的手法是先將肌肉按鬆之後再調整脊椎，這種方式可以避免「蠻力」造成的軟組織傷害，是比較溫和的。

其實西方也有所謂「脊骨神經學」，現在有越來越多這種醫師學成歸國，但因制度關係，目前仍無法開設診所執業。脊骨神經學的原理跟整骨大致上是類似的，所以現在的情況是，民眾會到整骨師傅那裡整骨，卻無法找脊骨神經學醫師來調整脊椎。

還有一種是中醫院附設的推拿部門，這種推拿的價格較為便宜，脊椎的調整，能否有效則不一定，其辦法主要是針對病患不適的地方去按摩或處理，至於效果好不好，就因個人感受而異了。

冷、辣貼布及藥膏

藥妝店裡琳瑯滿目的痠痛貼布、噴霧、凝膠該怎麼選才對？

案例

二十八歲的小芳是一名舞者，最近頻繁地練舞讓她的右邊肩頸感覺很僵硬，好像快要落枕的感覺。小芳到藥妝點買了包「有辣椒膏」的痠痛貼布，想說讓肌肉「辣辣地」肯定能疏通緊繃感。

沒想到回家貼了兩天之後，反而更緊繃，而且貼布跟皮膚接觸的位置還有點紅、腫、癢，讓她越來越不舒服……

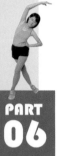

為什麼落枕的時候可以熱敷，熱敷後感覺舒緩很多，但用了含辣椒膏的貼布，反而更嚴重呢？

主要原因是不確定小芳的肩頸緊繃，是不是已經發炎，如果發炎了還使用熱辣的貼布，雖然也有加速血液循環的效果，但辣椒膏的刺激之外，更阻礙了皮膚的呼吸，而且有可能助長發炎，又讓皮膚覺得不適。

所以購買痠痛貼布時，除非你很確定是因為天氣冷造成局部血液循環不佳，想促進循環的這種情況，否則最好都購買有果凍觸感的涼性貼布。那些熱辣、刺激感的貼布雖然也可促進循環，但卻可能讓皮膚感到不適，造成皮膚發炎，尤其皮膚易敏感、過敏的人要特別注意。

另外，還有一個重點，就是涼性貼布又分成兩種，一種含藥、另一種不含藥。這裡所謂的「藥」指的是骨科、復健科專用針對筋骨使用的「消炎藥」，很多人聽到消炎藥的第一個直覺都以為是類固醇，其實不是，還有其他非類固醇系列的藥，可以消炎鎮定，也含有止痛效果。

原則上，請留意不要長期、連續使用含消炎藥的貼布、噴霧或凝膠，這類藥品最好由醫師開立，再拿處方籤到藥房領取。至於包裝上沒有標示「含ＸＸ系列消炎藥」的，通常僅有消除肌肉痠痛的功能，像是知名品牌「Ｘ樂、Ｘ秀雷敦、Ｘ隆巴斯」……等，購買時只要根據自己皮膚狀況來選擇涼性或刺激性的就可以了。

01

附錄

進階者會迷上的「3-3-PNF」

深層伸展術

「3-3-PNF」伸展法三步驟

「3-3-PNF」伸展術是我為進階者設計的深層伸展法，它跟基本的十招一樣有「騙肌肉」的效果，可以無痛地在幾十秒內伸展到更深層的肌肉。所謂「進階者」，指的是柔軟度已經很好，基本的十招對他來說效果有限，想要更進一步的人；還有另一個理由，就是「3-3-PNF」伸展術需要同伴，同伴施力要均勻且輕柔，而被伸展者本身的本體感覺要敏銳，這兩種特質通常已有運動或伸展經驗的人，比較容易拿捏得準。

原則上，基本的十招已經做得很順，或者進步有限的人，就可以嘗試「3-3-PNF」伸展術，但很重要的原則是：「不要用猛力及蠻力」！

「3-3-PNF」指的是進行三個步驟，分別各用 3 秒的時間來完成。

	起始動作	3 秒用力及對抗，雙方停留 3 秒
	開始時停留在自己的極限處。所謂「極限」，假設伸展目的是讓腿與頭之間的距離縮短，也就是增加腿前舉的幅度，極限位置就是目前「腿與頭之間最短的距離」。	被伸展者及同伴同時發力，雙方都用同等力道，讓被伸展的肢體停留在同一位置。
彎膝（伸展髖關節）	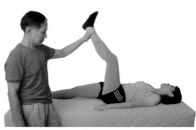 停在極限起始	主動下壓
直膝（伸展大腿後側）	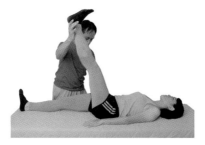 停在極限起始	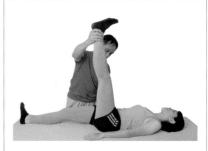 主動下壓
腿後舉（伸展大腿前側）	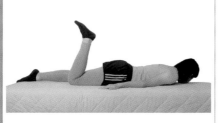 停在極限起始	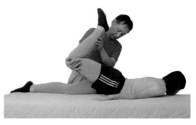 主動下壓

同伴施力輕推 3 秒

被伸展者放鬆，同伴輕輕施力加壓 3 秒。

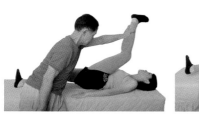 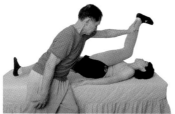

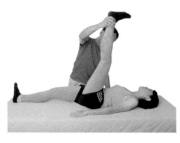 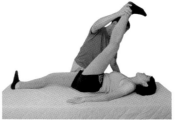

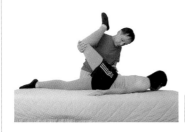 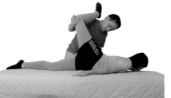

	起始動作	3 秒用力及對抗，雙方停留 3 秒
手舉不高	停在極限起始	主動下壓
脖子 90 度側彎	停在極限起始	施力對抗同伴
45 度點頭		向斜後 對抗同伴
向前點頭（伸展脖後側）	停在極限處 起始	向後施力 對抗同伴

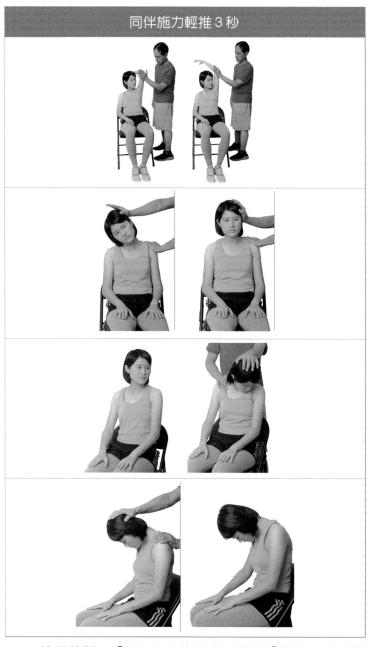

　　簡單地說，「3-3-PNF 伸展術」就是「起始→施力對抗同伴→停留→同伴施力」的過程，在自己、同伴一來一往地互相對抗過程中，伸展深度越來越深，最後達到一個新的極限。

169

循環重複 4～6 次

1. 「施力 3 秒 - 停 3 秒 - 同伴施力」為一個循環，請共做 4～6 次，通常就能達到被伸展者的極限。柔軟度越好的人，需要的循環次數越少。

2. 最後可在極限處停留 1～2 分鐘，以維持最佳效果。

3. 至於何處為被伸展者的極限，這個務必請要尊重被伸展的本體感受，切莫過於求好心切，而導致過度伸展、受傷！

「3-3-PNF 伸展術」與其他伸展操的比較

試過了各種伸展操,讓我們來把各種伸展操的優缺點做個總體檢。

伸展操種類	優點	缺點	最佳使用法
靜態	簡單易學	20 秒後才解除牽張反射,耗時。	建議可用本書 10 招伸展取代。
動態	可針對運動項目暖身	較激烈,在之前必須先做更安全的暖身,以免受傷。	主訓練前需要做。
本書10招伸展操	簡單、省時、最安全,可做為第一套暖身。	比靜態暖身安全、省時,但無法取代動態暖身效果。	★可加在心肺暖身之前,做為第一套暖身,後續的靜態暖身則可省略。 ★10 招暖身→心肺→動態→主訓練→收操→按摩或保養。
「3-3-PNF伸展術」伸展操	簡單、省時、最深層。	被伸展者與同伴都要謹慎,且至少是有多年經驗的半專業運動員。	★平時就可做,但建議在「3-3-PNF 伸展術」前至少先使用本書 10 招暖身一遍。 ★專業運動員可多使用,對專項運動表現有助益。

02

附錄
各種運動項目的
最佳伸展順序

以下的伸展順序是從易受傷、最應預防的重點部位開始排序的，我建議每次都使用下列的順序，在暖身及收操十各做一套；但如果時間真的不足，也請盡量在有限的時間內以下列順序來暖身、收操。

運動項目	易受傷部位順序	最推薦伸展招式順序
網球	腰、髖、上背、肩頸、肘、肩、大腿、踝	1,2,3,5,4,6,7,8,9,10
高爾夫	腰、髖、上背、肩頸、肘、肩	1,2,3,5,4,6,7,8,9,10＋肘、肩
路跑	腰、髖、踝、大腿、小腿、上背、肩頸	1，2，3，5，4，踝，小腿，大腿,6,7,8,9,10
籃球	踝、腰、髖、上背、肩頸、膝、肘、肩、大腿	踝,1,2,3,5,4,6,7,8,9,10
羽毛球	腰、髖、上背、肩頸、小腿、踝、膝、肘、肩	踝,1,2,3,5,4,6,7,8,9,10小腿、踝、膝、肘、肩
桌球	腰、髖、上背、肩頸、手腕、肘	1,2,3,5,4,6,7,8,9,10、手腕、肘
游泳	腰、髖、上背、肩頸、肩、腿、膝	1,2,3,5,4,6,7,8,9,10、肩、腿、膝
棒/壘球	腰、髖、上背、肩頸、肩、肘、手（腕）、膝	1,2,3,5,4,6,7,8,9,10、肩、肘、手（腕）、膝
足球	踝、腰、髖、上背、肩頸、大腿、膝、小腿	踝,1,2,3,5,4,6,7,8,9,10、大腿、膝、小腿
體操	上背、肩頸、腰、髖、踝、膝、肩、肘、手（腕）	9,10,1,2,3,5,4,6,7,8、踝、膝、肩、肘、手（腕）
排球	腰、髖、上背、肩頸、膝、踝、手（腕）、肩、肘	1,2,3,5,4,6,7,8,9,10、膝、踝、手（腕）、肩、肘

國家圖書館出版品預行編目 (CIP) 資料

打造不受傷的身體 / 黃益亮著 . -- 初版 . -- 新北
市 : 大喜文化 , 2016.05
　　面；　公分 . -- (懶人包 ; 7)
ISBN 978-986-92273-5-3(平裝)

1. 運動傷害 2. 健康照護

416.69　　　　　　　　　　　　104028304

懶人包 07

打造不受傷的身體
運動防護員的十招萬用伸展操

作　　者　黃益亮
編　　輯　蔡昇峰
發 行 人　梁崇明
出 版 者　大喜文化有限公司
登 記 證　行政院新聞局局版台 業字第 244 號
P.O.BOX　中和市郵政第 2-193 號信箱
發 行 處　23556 新北市中和區板南路 498 號 7 樓之 2
電　　話　（02）2223-1391
傳　　真　（02）2223-1077
E-mail　joy131499@gmail.com
銀行匯款　銀行代號：050，帳號：002-120-348-27
　　　　　臺灣企銀，帳戶：大喜文化有限公司
劃撥帳號　5023-2915，帳戶：大喜文化有限公司
總經銷商　聯合發行股份有限公司
地　　址　231 新北市新店區寶橋路 235 巷 6 弄 6 號 2 樓
電　　話　（02）2917-8022
傳　　真　（02）2915-7212
初　　版　西元 2016 年 5 月
流 通 費　新台幣 350 元
網　　址　www.facebook.com/joy131499
I S B N　978-986-92273-5-3